U0389530

很开心看到《林敏：生活瑜伽》面世。书籍就是导师，也是我们生活方向的指引者，我相信这本精彩的书，将可以使更多的人通过瑜伽，走上快乐生活之路。

我为林敏能成为Kriyoga（节奏瑜伽）的使者而感到骄傲，因为她是最优秀的传承者。我非常庆幸，在我的身边能够有林敏这么出色的学生。

林敏在这几年中担任中国国家乒乓球女队的瑜伽训练工作，尤其在2008年北京奥运会封闭训练期间，她安排的瑜伽训练计划深受队员们的喜爱。希望更多的人能受益于林敏的瑜伽教学！

林敏是运动员和教练们的朋友，15年里，在大赛前和日常训练陪伴队员们习练瑜伽，也见证了瑜伽对几代运动员的帮助，让瑜伽发挥了它最大的作用：放松身心。也让许多运动员在退役后继续瑜伽的习惯。愿林敏把她对瑜伽的健康理念传递给更多的运动员！祝福她的《林敏：生活瑜伽》帮助更多的人们！

2008年奥运会比赛任务很重，压力非常大，教练安排我们每周练2节瑜伽来调整身心，从第一节到后来的每一节课，林老师给我的感觉是非常地轻松、自在。我非常喜欢和林老师聊天，她让我更加理解瑜伽并不仅是为了体态变得优美，更重要的是在练习的这个过程中让自己的心灵受到一次洗礼，每次都感觉犹如在喧闹的城市中看见一片湖水，是那么地清澈而没有一丝杂质，让我在压力面前体会到难得的轻松。

林老师的这本书不仅仅是教我们练习瑜伽动作，更多的是让大家通过瑜伽练习更了解自己。在这个竞争非常激烈的环境中，我推荐大家看看这本书，希望能给你们带来一些轻松的心情。让我们一起努力，给自己的心灵找到一片纯净的天空。

慢下来，别急，等等自己。如果说从林敏的《林敏：生活瑜伽》里获得了什么，可能最重要的就是一颗平常心。这几年的工作与生活中，遇到了很多前所未有的困难和变数，做一段瑜伽放松自己，直面自己，审视自己，和自己和平相处，就会更加平和。非常喜欢书中写在最后的六个大字"安宁 平静 快乐"，正如她所带给我们的精神一样，恬静养神，弗役于物。

中央电视台
著名体育评论员
于嘉

林敏老师和我所有的教练老师都不同，她永远会找到鼓励我继续勤勉练瑜伽的方式，用最温柔的语调和最易懂的方法告诉我，于嘉练瑜伽其实是有很多好处的。于是酷爱体能训练却身体僵硬的我，也慢慢感受到了瑜伽对于我日常生活的好处：一场直播结束之后，高强度体能训练结束之后，马拉松比赛完赛之后……都可以用一堂瑜伽课来让自己身心放松，回归到平常的生活。所以看看她写的书，应该会多一些把瑜伽进行到底的动力吧。

《时尚健康》
执行出版人
孙雅君

一直认同瑜伽是一种生活方式，所以《时尚健康》在和林敏的合作过程中也一直体现瑜伽在生活方方面面的应用。开始学习瑜伽的时候，你可能只是将它作为手段，用它提升精力、放松精神、保持健康、美化身体，渐渐地你感觉到身心向着正向的方面发展，正如《林敏：生活瑜伽》一书所传达的理念——平和的心态，合理的生活。

如果你曾经跟随林敏学习瑜伽，你会发现瑜伽具有柔软的力量，或者就是一种有力量的柔软，好像刚柔并济的人生态度。

lululemon
中国社区市场负责人
韩芳

和林敏老师相识多年，感恩生命中的遇见，和林敏的每一次对话，每一次活动，都感觉心里非常的踏实和快乐。简单而真实的语言，无私而真诚的给予和分享，每一刻都感到充满爱和积极的能量，愿你一起感受，这份温暖的力量。

YogaEasy
联合创始人
蒋轶红

初见林老师是在瑜伽大会上，瑜伽大会有时就像一个秀场，难免嘈杂喧嚣，但神奇的是，只要林老师踏进一个空间，整个空间就立马像是装上了隔音屏，碧绿森林的那种。上她的瑜伽课就像是跟着她去踏青，如沐春风，也像是回老家，温暖踏实。所以下了课我就决定YogaEasy要把林老师的课程推荐给世界各地的瑜伽爱好者。

这本《林敏：生活瑜伽》终于再版了，我已经迫不及待地想把它放在床头，快乐的时候，它会和我分享愉悦，悲伤的时候给我温暖，迷茫的时候给我方向。

宝力豪健身（中国）
董事长
曹岩

从1998年开始，我有幸亲眼见证了一位来自南方的美丽姑娘正式拉开了她瑜伽推广的生命旅程，这位姑娘就是林敏。20多年以来，我欣赏她执着的坚持，钦佩她对繁华的淡然，尊重她对专业的热爱，更惊叹她因不懈修炼所收获的平和内心与美丽容颜。我为林敏感到骄傲，也相信本书能帮更多朋友打开健康与魅力之门。

本书摄影师
周涛

从2003年到今天，我一直在用镜头描述她，在一个健康、美好、简单、享受的空间里与大家一起分享，感谢林敏，虽然这十几年中没有成为老师的好学生，但自认为得到了比瑜伽更为精彩的东西。

林敏 修订版

生活瑜伽

林敏 著
周涛 摄影

全国百佳图书出版单位
化学工业出版社
·北京·

林敏老师带你用心瑜伽、简单生活

1. 扫码看视频，跟练四季瑜伽
扫码可获瑜伽跟练视频约80分钟，分为春、夏、
秋、冬四个部分

2. 瑜伽爱好者学习群
志同道合的爱好者们分享、交流、"切磋"的乐园

3. 瑜伽音乐
经典瑜伽音乐扫码可得

图书在版编目(CIP)数据

林敏：生活瑜伽 / 林敏著；周涛摄影.—修订本.—北京：化学工业出版社，2021.7
ISBN 978-7-122-38189-7

Ⅰ.①林… Ⅱ.①林…②周… Ⅲ.①瑜伽-基本知识 Ⅳ.①R161.1

中国版本图书馆CIP数据核字（2020）第250166号

责任编辑：张 琼 杨骏翼
责任校对：宋 夏
书籍设计：尹琳琳

出版发行：化学工业出版社
（北京市东城区青年湖南街13号 邮政编码100011）
印 装：北京宝隆世纪印刷有限公司
787mm×1092mm 1/16 印张11½ 字数178千字
2021年7月北京第2版第1次印刷

购书咨询：010-64518888
售后服务：010-64518899
网 址：http://www.cip.com.cn

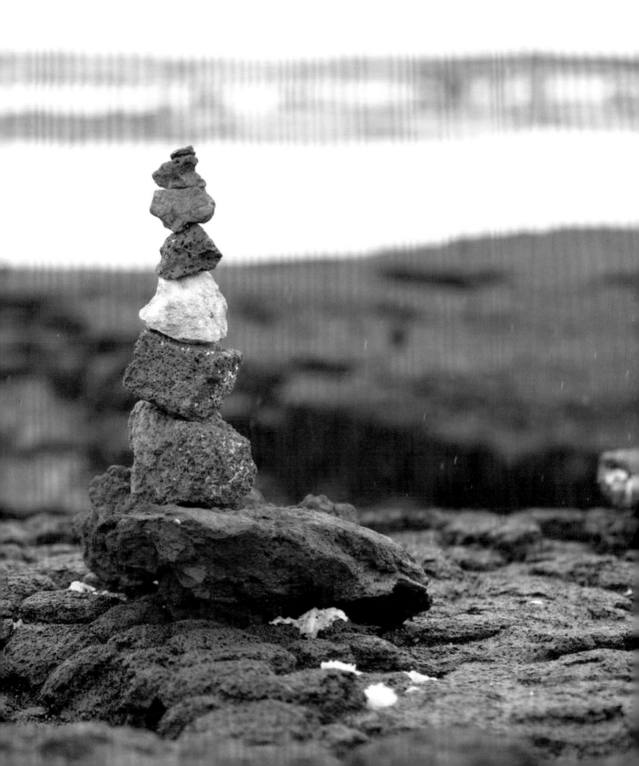

序

时间一晃，距离《林凛生活瑜伽》出版过去了十年，从像现在这里，瑜伽依然是我觉得最值得期待和珍贵的时间。你呢？我曾经有练在一起练瑜伽的朋友，是不是现在依旧还会选择练瑜伽，或者也像我一样瑜伽早已融入生活？此刻，我充满感恩和期待，很想和你们再一起聊聊生活，聊聊瑜伽。

十年的时间，很长，也很短，在瞬息万变的信息时代人们的生活方式发生了翻天覆地的改变，由于产品的更新换代，生活方式也日益便捷，人们足不出户，便可了解天下事，也可完成许多从前无法完成的事情，但同时这种生活方式下产生的"副"作用，也日益明显：脊椎病、心脏病、心脑血管疾病、肥胖症……值得欣慰的是，人们关注到身体和心理的健康受到威胁，也开始越来越关注瑜伽的作用，越来越多的人通过各种渠道开始了解瑜伽、习练瑜伽。

一直以来，我都有一个心愿，就是让更多的人通过瑜伽获得健康、自然的生活，也希望我最近的家人和朋友跟瑜伽有更多的联结，如今，我的姐姐、妹妹以及身边亲近的朋友都已开始了瑜伽的习练，这些年在我身边一直坚持习练的学生们对于瑜伽的理解和习练也变得越来越深刻，他们更多身加健康和快乐，在不知不觉间，他们也把瑜伽健康的生活方式分享给了他们的家人和朋友，这种分享是美妙的、快乐的！不知道你是否也愿意和你的家人和朋友分享这种美妙呢？如果你和我一样，已经享受到瑜伽的无尽美好，这一次，也邀请身边的至亲家人、朋友和你一起练瑜伽吧，美好的瑜伽会是连接家人最好的纽带，而家是检验瑜伽成果最好的场所。

每日，我依然在练瑜伽和冥想中开启美好的一天，我愈加接近自然，也更向往自然。自在的生活，我搬离城市的中心，远离喧嚣享受平静！这几年，我也去过许多地方，旅途中我的行囊变得越来越小，而我清晰地感受到内心越来越平和。自在，美好的瑜伽让我全都不再复杂，瑜伽教会我许多许多的道理，也会我在体式练习的同时，也要做一个温暖、谦卑和宽容的人，做一个能带给他人温暖和幸福的人。

2006年我在印度见到伟大的喜马拉雅尾山冥想大师Swami Veda，在花园里遇到他的时候，看到每一个遇见他的人都向他谦卑地行触脚印礼，而他都带着微的笑轻轻触每个人的头顶时，我被他化非的身体散发出来的光芒震撼，光洁的额头，美妙、慈祥的微笑，平和而沉静的语调至今还烙在我心里。那是一个修习练、静默的伟大的大师身上才能显露的光，让所有遇见他的人终生难忘。

2013年，我再次有幸去到印度普纳，见到艾扬格大师和他的家人，去那里亲眼见识受人尊敬的瑜伽大师是怎样度过每一天，她的用言分给他来自世界各地的瑜伽追随者。我看到的是课堂里多历、平凡的大师，生活中慈祥的老人。每日雷打不动3小时体式练习的虔诚的他，是一位值得世人尊敬的和气份每一心大师，他让我真实体会到瑜伽不仅是在垫子上的习练，更是生活中的修行的含义。

更让我受到鼓舞的是这了年来，我常常会想到我的老师Master Kamal，在他的身边，我总能受到内心的激励，也能感受到在瑜伽里学习瑜伽的喜悦。受到老师几十年如一日地传播瑜伽与快乐生活的理念，让我更加坚信：真正的幸福、快乐的生活不是来自外在的世界，充满爱的内心才是消除一切苦痛的解药。

《林敏生活瑜伽》出版的十年时间中，我遇到的老师和学生越来越多，更多的学生朋友和我有联结。感恩他们期待读到我平庸的文字，虽然每一次的文字都会有遗憾，但与读者真诚地分享，其中一些文字路复了他们的生活态度和生活方式时，我感到无比欣慰，也被他们的感动。现在我有更多需要分享的内容，也希望能删减我之前一些书中的文字，与更多的新老朋友分享，我希望自己成为一个在尘世间传播瑜伽的手中之人，成为一份真正适合的生活瑜伽推广者。

生活里，给我最多影响的人，是我的父亲，一位谦虚、平和、懂得适度而让生活之道丰盈。在我的记忆里，我没有听过他给我讲过大道理，但我能深深地体会到他犹如一位Yogi那样自律，智慧而平静的肌亮，我是如此幸运能成为他的女儿。人们的生活里会有痛苦、病苦或忧心，或忧身，与其挣扎，不如借助瑜伽，开启内在的智慧来帮助自己进入光明的每一天，让心温暖而平静！

再次感谢给予我生命的老师们！支持我、帮助我的家人和朋友们！愿你们健康、喜乐！

林敏

二〇二〇年6月2日北京

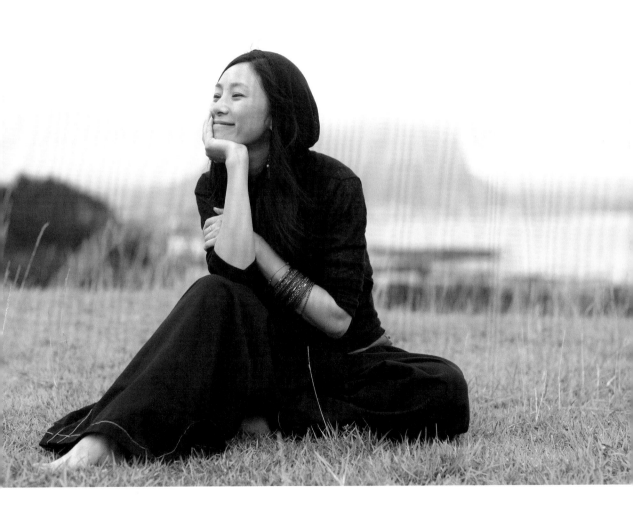

第 一 章　瑜 伽 是 生 活 方 式

现实生活中，我们的身和心常常分居两地。瑜伽让我们学会满足，学会专注，让我们的日子过得安宁而踏实。

身体就像一个小宇宙：呼吸是风、骨骼是山峦、血液是河流，而身体内的精力就像宇宙中的能量。

5000多年前，人们已经开始观察大自然中各种生命特征，依靠自身与大自然的神奇力量，创造了流传至今的瑜伽体式。

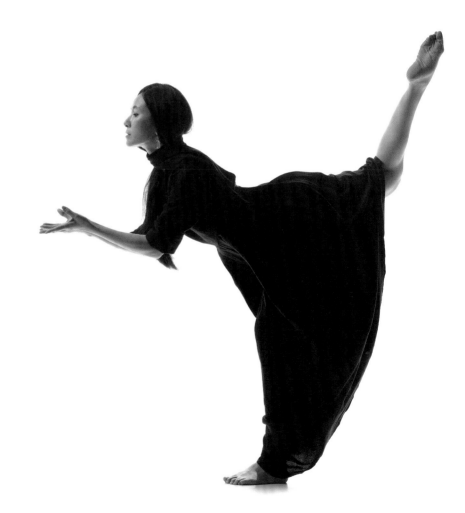

目录

目录

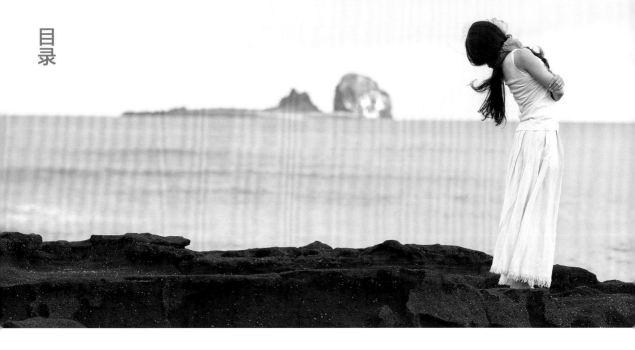

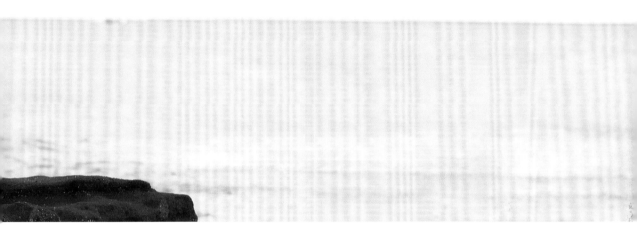

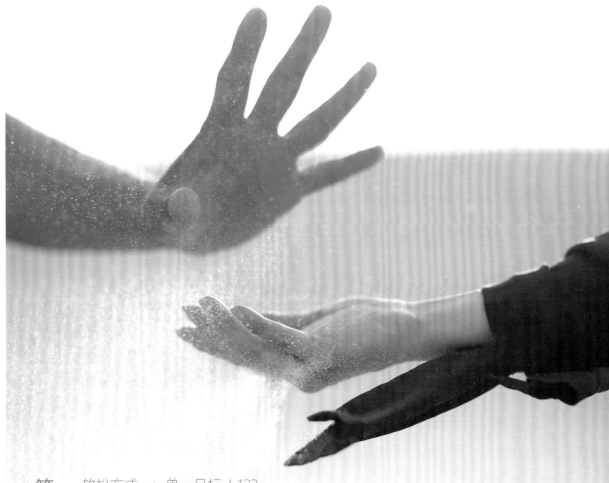

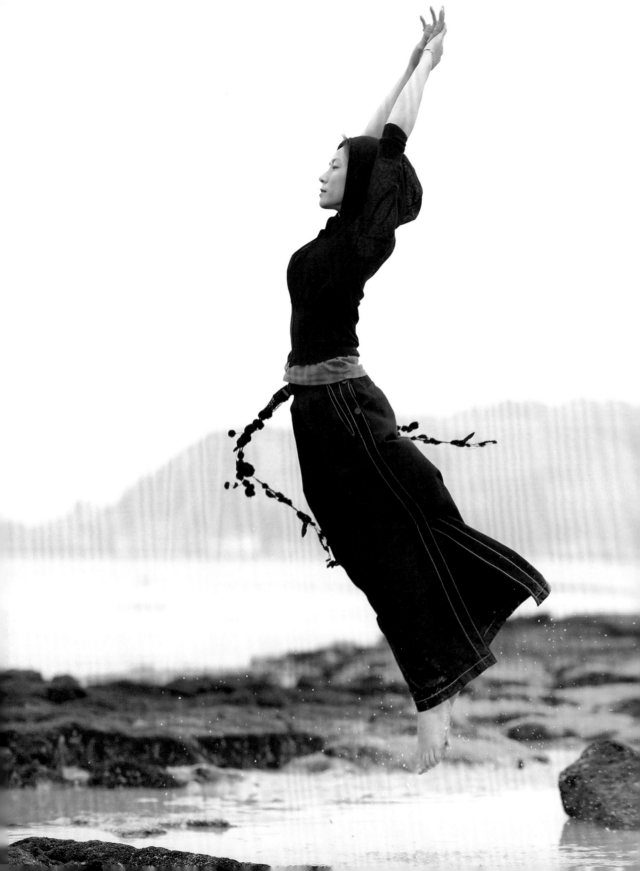

Chapter
1

第一章
瑜伽是生活方式

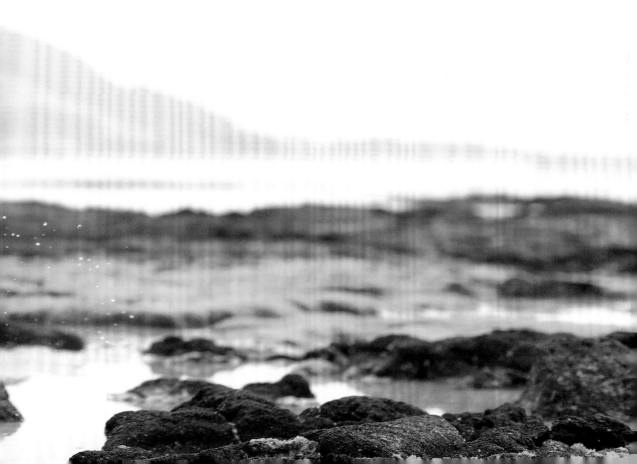

- 分享给瑜伽老师的话：

  能成为瑜伽老师是一生的福气，把阳光的心和温暖的笑传递给更多的人吧！

- 分享给喜爱瑜伽的人们：

  生活中点点滴滴都是瑜伽，走下垫子，好好享受当下的生活！

- 分享给还没有开始瑜伽的人们：

  想知道瑜伽能给你的生活带来什么改变吗？开始习练吧，它带给你的比你期望的会更多！

一、放慢脚步，享受当下

瑜伽不是一两个小时或者一两天的习练，瑜伽是一年四季的生活方式。

对于许多练习者来说，瑜伽看起来就是一招一式的姿势而已，大多数人练习瑜伽的目的也很简单：

因为正流行；

因为有人说练完后很舒服，而且有很好的塑身效果；

因为有人说瑜伽会让人静心，会让人有安宁感……

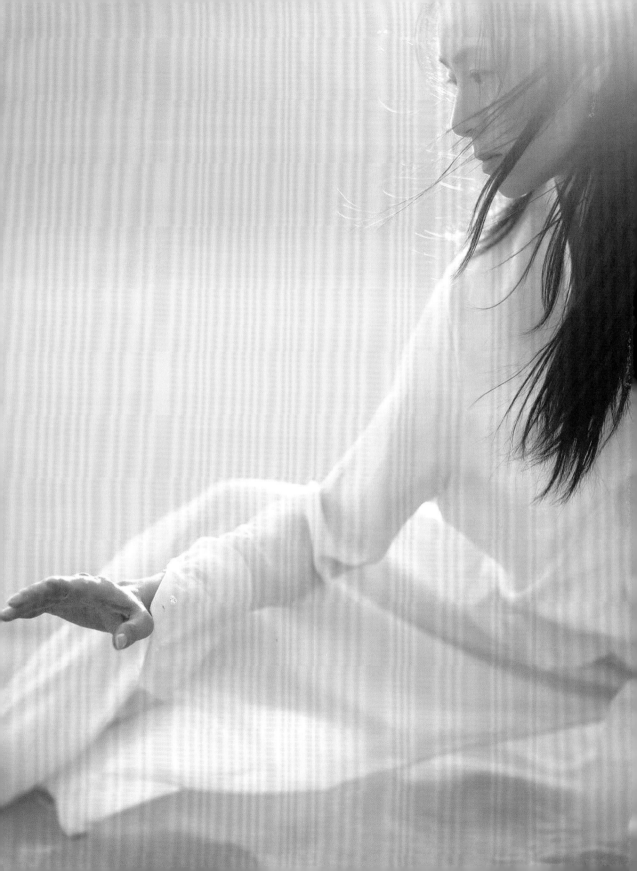

没错！这些都是事实，但这些都只是瑜伽练习的一部分，瑜伽的最终目的是：让人身心安宁，过简单、自然而快乐的生活。

瑜伽提供给我们一个很好的建议：过慢生活，体会生活，享受当下！它是一种简单、健康、快乐的生活方式。对于现实生活中的我们来说，穿环保材料的衣服，吃绿色、干净的食物，少看手机，有爱心，保护大自然也是瑜伽提倡的健康生活的一部分。

瑜伽是古老的智慧，却适合人类在任何时代的生活，除了讲身体的习练、个人的生活方式，还会涉及人的心理、精神以及为人处世等生活哲学。瑜伽认为：一个人的生活方式决定他的生命质量。例如，有时我们会发现这段时间生活、饮食有规律，身心都会有愉悦的感受，而不规律的饮食和生活方式会让人身心疲惫。

现在大多数人每日都处于无止境地奋斗、抗争中——跟人际关系"奋斗"，和情绪、疾病"抗争"。朋友常开玩笑地跟我说："我现在忙得连呼吸的时间都

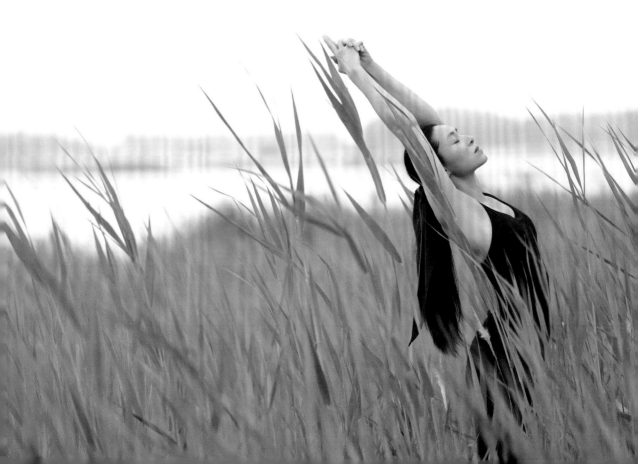

没有啊！"刚开始我也只是一笑而过，但之后仔细想想，真的是这样啊！我们常常会忽视我们最需要的东西，忽略我们正拥有的美好的东西，就如我们常常忽略我们最需要的空气和最关心我们的家人。

瑜伽最现实的解释就是"活在当下，感受当下"。20岁时，我们成天担心未来，担心自己慢慢变老；60岁时，我们又开始回忆从前……很少享受正在经历的这一刻，我们不知不觉地过着一天又一天。瑜伽原本的含义，是联结、是身心合一，但现实生活中，我们的身和心常常分居两地。瑜伽让我们学会满足，学会专注，让我们的日子过得安宁而踏实，它时刻提醒我们：专注就是力量!学会有知有觉地过每一天，有知觉地生活，感觉当下我们正在经历的春、夏、秋、冬，白天、黑夜，每一分、每一秒。

二、身体就是一个小宇宙

我们的身体每时每刻都在发生着各种微妙的变化，大自然的万事万物也同样在每一个瞬间发生着转变。身体和大自然到底有着什么样千丝万缕的情愫，只要我们细心观察就能发现它们之间的美妙契合。

我们能感受到自然最直接的方式就是气候对于身体的影响：春天干、夏天热、秋天凉、冬天冷。随之而来的是因四季气候的转变以及二十四节气的变化，我们的心理、精神产生相应微妙的变化。

这样的描述一直是我非常喜欢的：我们的身体就像一个小宇宙，呼吸是风、骨骼是山峦、血液是河流，而身体内的精力就像宇宙中的能量。所以，让身体和谐，小宇宙便能运行自如；让大自然和谐，大宇宙便能为我们的小宇宙提供更多的良性能量，这样我们能依照自己的需要来消除身心的紧张与压力。

中国的古人认为：智者懂得天人相应之道，并能够以自然之道养自然之身，从而得享天年。

1. 身体是宇宙中最精密的"仪器"

身体，是人们最直观感受世界的载体，我们通过身体的感官听、闻、看、触、味，可以马上感受到周围的一切。许多人认为身体练习是瑜伽中最"低"的境界，因为身体太直观、太外在，而其实我们的身体恰恰是最智慧的，是这个宇宙中最精密、最先进的"仪器"，也是最能引导我们深入"内在"的部分，身体的每个细胞都充满智慧，它们引导着人们进入自己的心灵，去感受自己的存在。

最简单的方式，就是聆听身体发出的任何信号，因为这些信号都是十分重要的警告与提醒，例如疼痛，这时任何精密的仪器也不能感知你的疼痛。我们中国人最讲究"防患于未病"，聆听身体发出的信号便是"防患于未病"的最好方法。这几年，大家都在寻求养生专家和医生的建议，其实很多时候只要多留心自己身体发生的变化，就会得到最正确的"建议"。

2. 身体的习练是现代人进入瑜伽的关键

如果没有身体，我们的心灵在这个世界里就没有载体，无法直接感受"当下"的世界。许多瑜伽练习者看过 Ashtanga 的归纳，关于身体的修炼部分，圣哲帕坦伽利（Patanjali）把它放在了第三步的习练中（Asana 瑜伽体式），于是便固执地认为，在修炼瑜伽的路途中，起点一定不能是身体，从而身体并不重要，精神才是第一位。事实是：身体与精神同样重要，它们互相依存，没有哪个"更加"重要。甚至在瑜伽习练中，脆弱的身体是第一大障碍。

习练瑜伽的人不能随意地让自己的身体或者精神受伤，因为，我们的身体也只是我们使用的工具而已，有人把身体比喻成房子或者车子，而使用房子和车子的主人就是那个真正的"我"，房子如果没有建好，门窗都坏了或者室内居住环境差，住在里面的主人也会觉得不安；汽车如果零件坏了，驾驶汽车的司机就随时可能有安全风险。这样来看，作为房子和汽车的主人——内在的"我"，应该好好爱惜它们才好。

Ashtanga Yoga

Ashtanga来自梵文，ashta是八的意思，anga是
分支、阶段的意思，因此Ashtanga Yoga的意
思是八支分法瑜伽或者八步瑜伽。Ashtanga
是在2000多年前，由印度圣哲帕坦伽利
（Patanjali）归纳出的通往瑜伽终极之路的8
个阶段：前面的3个阶段是人们向外探询的阶
段，是人的道德、行为、情感的控制阶段；
第4和第5阶段是控制人的呼吸和感官阶段，
是向内探索的过程；而最后的3个阶段，是人
们启发内在的智慧与能量的阶段，是向内在
深处的探索过程，也是身心真正获得解脱的
最高阶段。

1. Yama 制戒，即行为控制：非暴力、求
真、不偷盗、节制、不贪婪；
2. Niyama 内制，即内在道德控制：洁净、
满足、热情、自学、奉爱；
3. Asana 瑜伽体式，即身体的控制；
4. Pranayama 呼吸控制，即生命力的控制；
5. Pratyahara 屏蔽感官，即感官控制；
6. Dharana 专注，即思想控制；
7. Dhyana 冥想，即精神的觉悟训练；
8. Samadhi 三摩地，即超越精神意识的入定
状态。

Asana

瑜伽体式，这里指的是八步瑜伽中的第三
步，它的梵文意思是"稳定、安宁的姿
势"，瑜伽认为，稳定、舒适的瑜伽体式能
使人内心产生安宁、平静的感受。

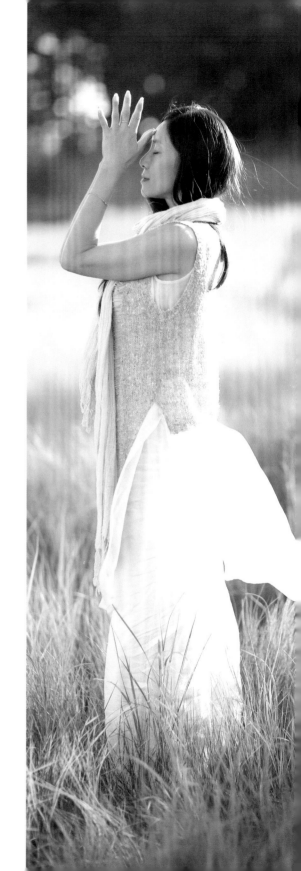

身体，这部精密的仪器里的每一个零件都有它独特的功能，如果常常只使用身体的一部分功能，而另外一些部件永远也不启用，就会造成身体功能不平衡，于是有的身体零件常年使用而没有保养，而有的身体零件常年不使用而功能退化。

身体的智慧，在于它可以引导我们的精神意识体会到最真实的存在感，每个细胞都充满了无穷的智慧，它让"我"有最直观的存在感，因此常有人说，"你的身体就是你最好的老师"。

那些受人尊敬的大师们，如阿斯汤加瑜伽（Ashtanga Yoga）的创始导师帕塔比·乔伊斯（Pattabhi Jois）先生、艾扬格瑜伽（Iyengar Yoga）的B.K.S艾扬格（B.K.S Iyengar）先生都会几十年如一日地不断修炼他们的身体，并用行动告诫人们：身体的修炼是重要的，必需的，也是最适合现代人进入瑜伽的关键。因此，作为后辈的我们，更应好好保护、热爱我们的身体，人如果有了爱护自己身体的能力，才会真正拥有爱护和关心别人的能力，才能真正提升自己的精神质量。

我常常听到人们说，练习瑜伽时，让人有"天人合一"的感觉，到底"天人合一"是什么感觉呢？天人合一就是人和大自然的结合，人与宇宙的联结，是人与自己心灵的对话。当我们呼吸时，我们依靠的是来自宇宙的生命能量；当我们做每一个体式时，我们依赖的是来自大地的支撑和大自然给予我们的无限拓展空间；当我们冥想时，我们不会再狭隘地沉迷于自我，不会让心受束缚，而是让身心融入整个充满生命力的宇宙中，感受生命能量的流动。

瑜伽是一个自我认知和探索的过程，通过瑜伽我们了解身体，通过呼吸建立身体与精神的桥梁，通过意识探索我们的内在知觉，而这一切我们都需要借助大自然无穷的力量，大自然给我们提供足够的养分，我们通过身体，通过瑜伽向大自然吸取生命之气，从而与自然相结合。

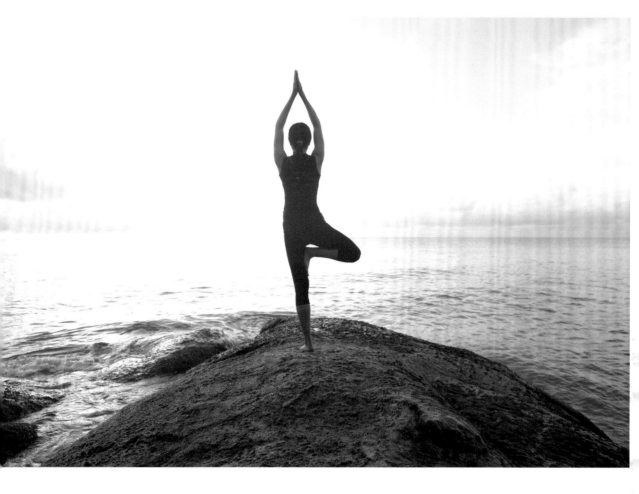

三、来源于大自然的瑜伽体式

早在5000多年前，人们便开始观察大自然与身体的关系。

人的不良生活习惯、体态以及不正确的呼吸等都有可能成为人类疾病产生的原因，而这些疾病却不会发生在动物身上。

动物有着人类所无法达到的敏锐、速度以及自愈能力。动物们简单的生活方式、运动形态以及呼吸方式给了人类许多启示，所以一部分瑜伽体式由此产生。如来自模仿大自然中动物或者植物的形态的猫式、蝗虫式、孔雀式、树式。

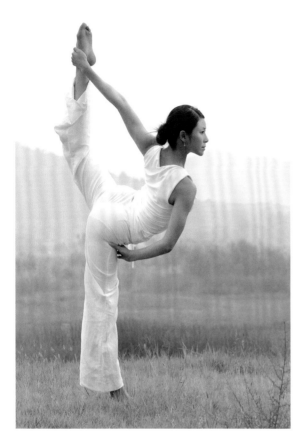

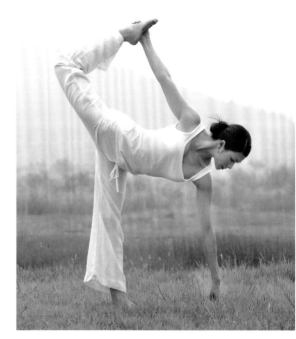

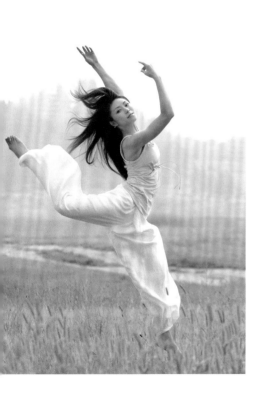

瑜伽体式非常有意思，它们有的来自自然界的四肢动物如：猫式、骆驼式；爬行动物如：眼镜蛇式；昆虫类如：蝎子式、蝗虫式；鸟类如：鹰式、孔雀式；植物类如：树式、莲花式；以及代表人类最初始时的婴儿式。通过这些体式的习练，人们懂得尊重、感恩生命，由此，人们相信万物都在汲取着宇宙的生命能量，所有的生命存在都不容忽视。有的体式源于人们对于大自然的感恩与敬畏，如拜日式；还有的则是对瑜伽历史故事中神明的尊重与纪念，如神猴哈努曼式、战士式、圣哲马里其式。人们通过这些体式的习练，能够强健身体，净化精神能量。同时，通过习练，我们每个人都能探索到内在具备的纯净能量。

在古老的年代，瑜伽体式的技巧是由圣人秘密传授给少数人，他们不用文字记载，只是利用言传身教的方式。他们认为只有用这种方式，人们才有可能真正地体会、感受到瑜伽的精髓，才可能将真正正确的瑜伽知识传达给后人。

据说瑜伽最早有8,400,000个体式，它们代表着8,400,000个生物化身，人们通过习练能感受生命从最简单到最复杂形式的演变过程。随着时代的发展，人们开始借助更多的现代工具，使瑜伽公之于世，让更多的人接受瑜伽，获益于瑜伽。直到2500多年前，圣哲帕坦伽利（Pantanjali）的《瑜伽经》中的196句话才将真正意义上的瑜伽详细说明给世人，于是人们能从《瑜伽经》中找到所有关于瑜伽的答案，而瑜伽也逐渐成为人们最需要、最实用的一种身心双修的习练方式。

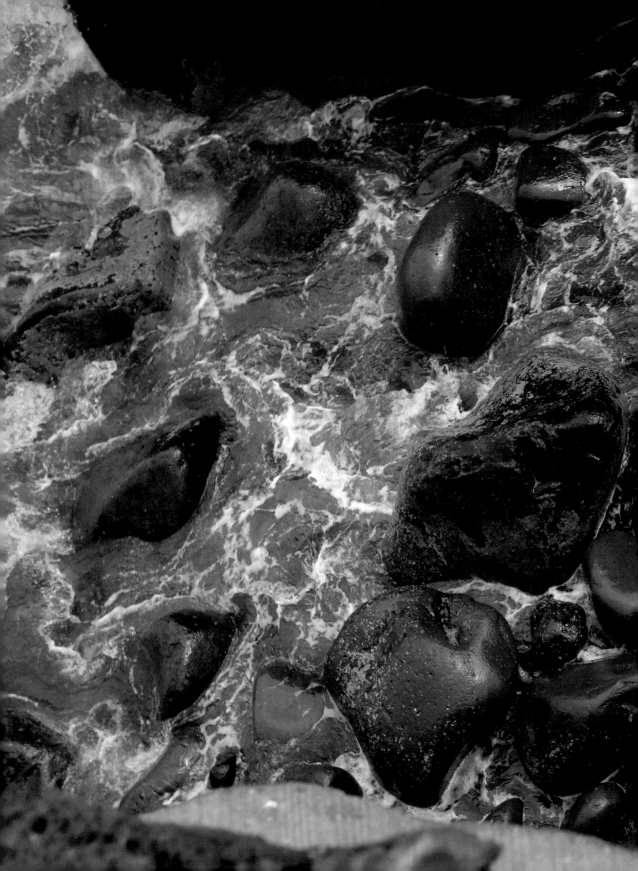

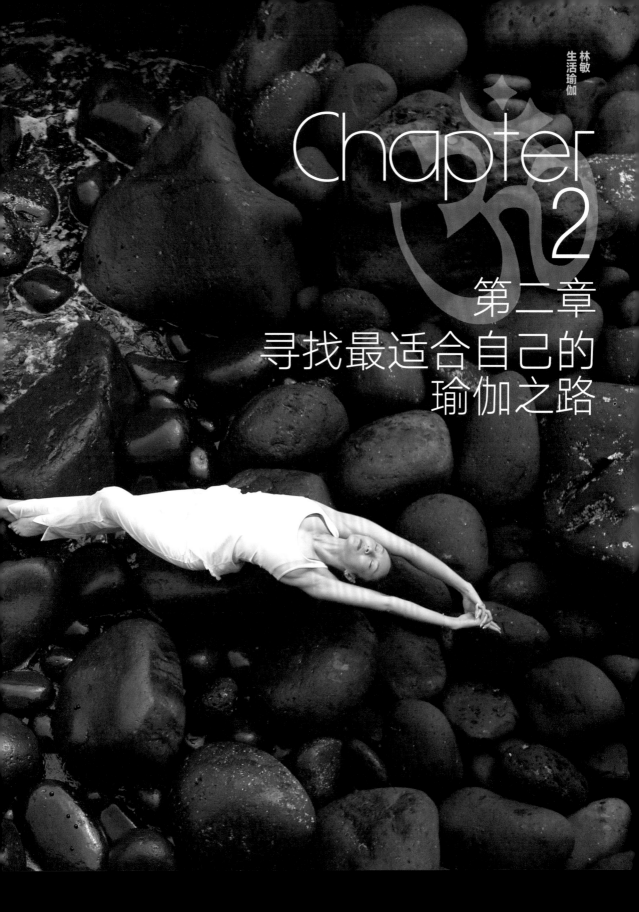

Chapter
2

第二章
寻找最适合自己的
瑜伽之路

一、不同的瑜伽体系是通向安宁、健康的不同道路

古老的瑜伽体系有许多，如哈他瑜伽（Hatha Yoga）、八支分法瑜伽（Ashtanga Yoga）、智慧瑜伽（Jnana Yoga）、爱心瑜伽（Bhakti Yoga）、社会实践瑜伽（Karma Yoga）等，他们的目标与宗旨都是使人身心安宁。不同的瑜伽体系讲述的侧重点各有不同，哈他瑜伽侧重于通过身体、呼吸来探索内在精神；智慧瑜伽侧重于通过冥想和研究经典来开发内在的智慧；爱心瑜伽也被称为奉爱瑜伽，更多通过对神的敬奉和崇尚达到精神净化、与神联结；而社会实践瑜伽也被称为行动瑜伽，是借助生命中一切行动的净化和修炼来探索本我的存在。这些古老体系殊途同归，由内而外、由浅及深地慢慢探索，直至最高的精神净化。

现代体系的瑜伽也在不断地创新和突破，更加符合现代人的生活特点。如艾扬格瑜伽（Iyengar Yoga）、阿努撒拉瑜伽（Anusara Yoga）、节奏瑜伽（Kri Yoga）、现代的阿斯汤加瑜伽（Ashtanga Yoga）等，无论是古老的体系还是现代体系，它们都是来源于最基础的哈他瑜伽。

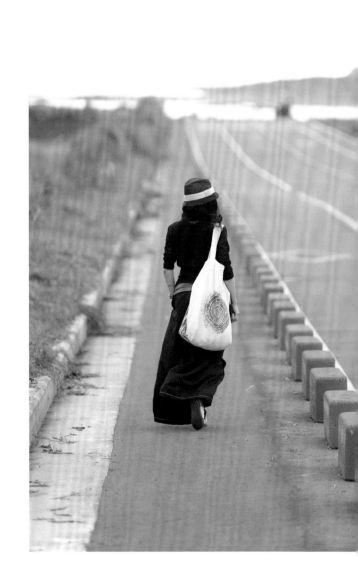

不同的瑜伽体系的侧重点也许有所不同，但绝没有大家想象和商家的宣传那么大的差异，这些体系更没有谁好谁坏，谁高谁低，对于每个人来说，只有适合或不适合。人们只是利用瑜伽去除内心烦恼和身体的障碍，而瑜伽告诉我们：身心的障碍全然来自我们对于物质世界与物质生活的依赖和欲望。练习瑜伽就是让身心得到解脱！所以只要是健康的、适合大众的，让人们受益的方式，都可以接受！

其实有时你不喜欢的练习方式也许恰恰是你最需要的练习，不同的瑜伽体系有时对同一个瑜伽体式有着不同的解释和理解，没有什么不对，一个有宽容心、懂得用不同方式接受正面能量的人是不会随随便便对别的人或者事物妄加评论的！对于普通练习者们来说，瑜伽就是过健康生活的一种渠道，我们只需要享受习练、快乐练习就好。

作为瑜伽教练，不管我们更加喜欢什么形式的瑜伽，或者只修炼某一个体系的瑜伽，都有必要去了解多种形式的瑜伽，有义务和责任带着学习的心态接受好的知识和建议。不假思索地指责和起哄，或者一味盲目地追随都是非常不明智的选择！

1. 请从"身体的修炼"开始

虽然每一个瑜伽体系都适合任何人来习练，但事实上，并不是每个人都喜欢同一种形式的练习，或者说一开始，并不是所有的人都能接受同一体系的瑜伽。这很正常，因为人的身体、心理状态都不同，兴趣爱好、性格也不一样，随着时代的发展，人们能越来越清晰地看到自己的身体结构：肌肉、骨骼、内脏、淋巴、血液……对于瑜伽的理解和习练的角度也开始有了新的视角，人们开始有意识地做瑜伽选择题，这其实不只是体现了人们对瑜伽的认知程度的提高，同时也代表人们开始真正关注瑜伽对"人"的影响。如果人们选择了引导能力好的老师，练习者应该能在一段时间后有效地接受各种形式的习练。

大部分瑜伽练习者在练习的最初阶段，其实并没有太在意和研究瑜伽的含义到底是什么，我自己的练习过程也是如此，最初的接触就是从身体开始，虽然过去这么多年，我对瑜伽的理解也慢慢深入一些，知道瑜伽绝对不只是身体的修炼，甚至会觉得学习得越多，获得的比期望的越多得多，同时也会觉得自己越来越像个"无知"的学生，让自己变得更加热爱学习，变得安宁，变得没有那么狂妄。

瑜伽从"身体的修炼"开始是可取的，没有什么不对，是人们进入瑜伽比较简单、直接的方式，想练习瑜伽的朋友，没有必要在一开始就给自己设一个很高的台阶，先不用去想瑜伽的"境界"到底是什么，也不用带着太多的期待来练习。带着最初的、最简单的想法接触瑜伽，让练习简单、简单、再简单！只是关注你的身体，关注学到的每个体式对身体和呼吸的影响，让身体和呼吸在瑜伽体式运行的过程中调整到一个最舒适和稳定的状态。学会放松、学会观察就是瑜伽！快乐、自由的习练和生活就是瑜伽！

从开始习练瑜伽到现在，我始终没有改变我最初的想法：简单的、基础的就是最有效的。就让我们从简单的、基础的开始吧！一个真正用心练习瑜伽体式的人，也一定能通过慢慢了解自己的身体来感受瑜伽更深的内涵。练习瑜伽，我们永远都是自己最好的老师。

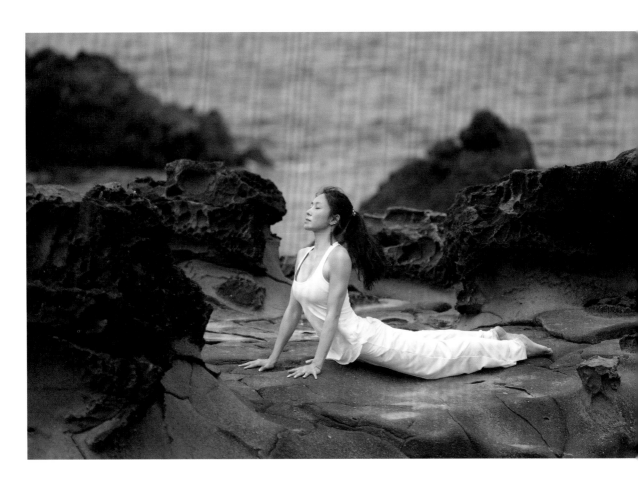

2.适合的就是最好的习练

面对越来越多的各种不同体系的瑜伽培训班，热爱瑜伽的人们又产生了新的问题：到底哪个体系的瑜伽比较好呢？应该从哪里入手呢？选择的瑜伽体系真的适合自己吗？普通的练习者和瑜伽教练要怎样来面对这些问题呢？

瑜伽体系不管有多现代、多有特色，这些体系的宗旨和目标都是相同的，他们同样都借助于传统的瑜伽体系，以现代人的生活方式为载体，结合现代人的思维方式与生活方式创立，成为更加被现代人接受的瑜伽体系。从某种意义上来说，现代瑜伽体系就是用现代人的方式来表现古老的瑜伽，用现代人的方式来表达瑜伽的内涵，而对于现代的人们来说，练习瑜伽的目标在于：我们能过真正安宁、快乐的生活。瑜伽也许不能让我们的物质生活更加丰富，但瑜伽能让我们变得更加满足，更加珍惜眼前的生活，过得更加轻松和快乐。

不同的瑜伽体系就像是通向瑜伽终极目标的不同道路，任何人都可以根据自己的实际情况选择不同的道路，而这所有道路到达的目的地是一样的，它们在路途中甚至可以有交叉或者平行，没有问题，它们都是安全的。旅途中的人们走哪条路都能看到美丽的风景，都会有一路的好心情。只是你并不需要一次走完所有的路，你只需找到最适合自己的路来行走就好了。

每个人都会寻找适合自己的方式来生活、工作、学习或者与人相处。但不管怎样，人人都希望自己健康、快乐，同时能和身边的人相处融洽。瑜伽也是这样，它有着许多通往快乐、健康生活的途径，如果你选择了一条自己喜欢的道路，那就试着走下去；如果不喜欢，没有关系，就像去商店购物一样，如果觉得不合适就把它留在商店里，也许有其他的人喜欢。瑜伽是自然的、简单的，它不是清规戒律，而是生活方式，是通往真正快乐、健康生活的途径，这是你与瑜伽之间的缘分，无论怎样进入都是好的开始，不可强求，也大可不必模仿他人的方式。

有的练习者是无心插柳地进入瑜伽，偶然接触瑜伽后，身心获得了很多意想不到的益处，便慢慢喜欢上瑜伽。我自己是如此，我的大部分学员也是如此，当对基础的瑜伽知识有了一定的了解之后，再慢慢地选择更加适合自己的课程与体系，找到有经验的老师好好学习，顺其自然。

有的练习者是有计划地进入瑜伽，这也是不错的选择，对于瑜伽发展不错的地区来说，练习者有许多学习的机会，可以选择初学的课程。目前大部分地方教授的瑜伽课程风格还不是特别明确或者不是只教授某一个体系，人们可以通过咨询，然后选择自己感兴趣或者适合自己的课程。比如，有人性格比较安静，所以比较喜欢安宁、稳定的练习方式，这样就可以选择艾扬格瑜伽（Iyengar Yoga）或传统的哈他瑜伽（Hatha Yoga）；有人性格活泼，比较喜欢有挑战性的力量瑜伽，因此可以选择阿斯汤加瑜伽（Ashtanga Yoga）；有人喜欢瑜伽哲学，所以可以选择瑜伽哲学课程，也可以选择一些好的瑜伽书籍来读，如《薄伽梵歌》《奥义书》《瑜伽之光》等。

选择一个口碑较好的培训班开始系统的学习是一个很好的方法，但人们总是担心自己选择得"不是很好"，如果有这种担心，就尽量多打听培训班的内容，看看是否适合你目前的水平状况，最好能从基础学起。也有人误认为，高级的培训班就只是做高难度的瑜伽体式，许多教练也会有同样的误区。

其实，练习瑜伽的最终目的并不是做最高难

的体式，最重要的是，练习者本身是否能从这些体式当中得到什么，是否能体会到身体与心灵之间最默契的对话和联结。

当然，人们需要不断实践、习练才能深刻理解瑜伽，或许到某一天，你会发现做更多和更难的瑜伽体式只是水到渠成的事，最重要的是心态和思想的改变。而且如果在一开始就能找到一个自己喜欢、又有好老师引导的体系一直练下去确实是一件非常幸运的事情。

随着时代的发展，瑜伽也会发展，但现代的也是来自传统的，它的宗旨和目的不会变。所以传统的、现代的都不错，看你所在地的条件和缘分吧！

3. 为什么会对瑜伽丧失新鲜感

许多练习者在练习一段时间之后会有不知如何是好的感觉，不知道还要怎样做、做什么，才能让自己有所提升，觉得自己到了一个瓶颈阶段，认为自己每天都在练习同样的东西，或者在教授同样的东西，已经没什么可练、没有什么可教的了。其实，这是一种对于瑜伽的真正含义没有深入了解的表现，也是没有深入习练，深入探索到自己的内在的表现。

初学瑜伽时，许多人更加感兴趣的是瑜伽不断变换的体式，当人们做到一些新鲜的体式时，就会非常高兴，练习起来也觉得有不错的感觉，当练习一段时间后，又会觉得没什么可学的了。每个人刚开始习练瑜伽时都有可能遇见这样的问题，我见过很多有这样感受的练习者。我想说，当我们遇见这样的问题时，不要焦虑，这是学习的过程，没有关系！但我们需要开始寻找答案，为什么我们会有这样的感觉，那些我们无数次练习的体式就仅仅能带给我们一点点新鲜感和虚荣心吗？如果是这样，瑜伽和我们的日常消费品又有什么区别呢？和我们对物质享受的欲望又有什么区别呢？就会像当我们费尽心思买到或者得到我们想要的某样东西后，很快就会失去新鲜感，从而开始寻找另外的更吸引我们的东西。

我们需要真正静下心来寻找答案。这一个个流传几千年的体式到底让我们的身心有着什么样的改变？去体会身体的每块肌肉、每条韧带、每根神经、每个细胞在这些体式中的感受吧！我们需要的就是给自己时间，给自己耐心，我们没有必要对自己很苛刻，也不要对身边有这样感受的人表示不屑，这是个过程，恰恰是这样的过程给我们思考的机会。那些有名气或者没有名气的真正的瑜伽大师们，在他们的有生之年里，没有一个人是停止过学习、修炼、探索的，他们的学习之路也不都是一帆风顺的，他们同样做过"傻事"、遇见过"傻问题"，但最终他们都会在磨砺中成长，他们的学习和修炼一直会伴随他们直到生命的尽头。瑜伽是实践科学，是行动科学，越实践，越能知道自己需要什么，真正缺的是什么。

瑜伽有着5000多年的历史，岂是我们用几年或者几十年能学完、领会完的？我们觉得自己不知道再学什么，是因为我们只看到、学到了一些有形的东西，而那些无形的东西，是无法让别人"教"我们的。我们需要自己实践、再实践，感受、再感受，感受天与地，感受内在与外在，感受身、心、灵。

我们似乎在重复着每一天，因为日出日落，四季交替；但随着我们一天天成长，生活在我们眼里的内容又好像不一样了，更加丰富、更加有内涵。瑜伽的学习也是这样，只要我们用心去体会，那些看起来一样的体式、内容总能给我们许许多多新的启示。我们要做的就是踏踏实实地练习、踏踏实实地学习、踏踏实实地感受，才能踏踏实实地生活。

当我们遇见瓶颈时，遇见不解时，我们可以去寻求好老师、多思考、多习练，或者多看好的瑜伽书籍，《瑜伽经》《薄伽梵歌》等都是我们可以阅读一辈子的好书、好老师。

二、家里的瑜伽生活

喜欢瑜伽的人越来越多，参加各种瑜伽训练班的人们也越来越多，但大多数人都希望自己回到家里还能够练习，只是担心——在家里怎样才能保持正确练习？一年中不同的季节中，练习瑜伽有什么要注意的地方……

1. 家中练习和瑜伽馆练习同样重要

如果想让瑜伽练习真正融入自己的日常生活，成为生活的一部分，在家里练习是必不可少的。家里的习练，意味着自我习练的开始，是练习者真正向内探索的开始。

当我们还是初学者时，去瑜伽馆跟老师练习和在家练习都是很重要的，我们需要先找老师了解瑜伽基础知识，在那里我们更容易找到"方向"。遇见一个好老师，会让我们少走弯路，也不会有迷茫的感觉，当我们遇见问题时，可以及时询问老师，并能马上找到解决问题的方案。在学习之后，我们要体会瑜伽的"过程"，就要在家多加练习、实践，当我们在瑜伽馆和许多人一起练习时，有时是在寻找一种习练的氛围，包括和旁边的人攀比，聆听老师的声音；而当我们独自习练时，我们能真正关注到自己的内在感受，瑜伽能让我们在"孤独"时真正进入自己的内心，聆听自己的声音，全身心体会身、心、灵的"联结"。

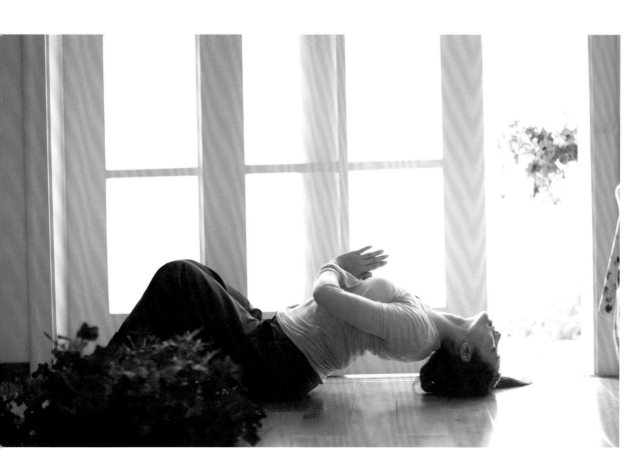

在家练习时，我们更能观察到周围的环境和身体随着四季变迁发生的改变。大自然的一切都会发生改变，如气候、温度、昼夜的长短，人的情绪、睡眠、皮肤等也都会随之发生各种各样明显或者微妙的变化，这时人们可以根据当下的状况来调整自己的生活以及瑜伽习练计划，这样可以为自己制定出更加个性化的练习计划。在这本书中的动作计划中，只是给大家展示了一种可能的方式，有一定瑜伽基础的人可以按照自己身体和心理的状况来调整习练的主要动作和节奏。

2. 养成随时随地练习的习惯

瑜伽练习不需要很大的空间就能进行，而且你可以在日常生活中加入瑜伽体式。如冬天寒冷，身体容易变得僵硬，应小心做好热身的动作，如早上起来做几次抱腿前后滚动的体式；夏天虽然柔韧性较冬天会好一些，但容易发生运动伤害，所以随时调整自己的呼吸，或者做一些简单的平衡体式使身心平静；刷牙时，可以单腿站立；看电视时，坐在沙发中可以盘腿坐或练习向上伸展的动作；电脑前随时提醒自己放松呼吸，放松肩膀、手臂、手腕……其实在家练习瑜伽不难，只要你有心，你随时都能找到在家练习瑜伽的空间和时间。

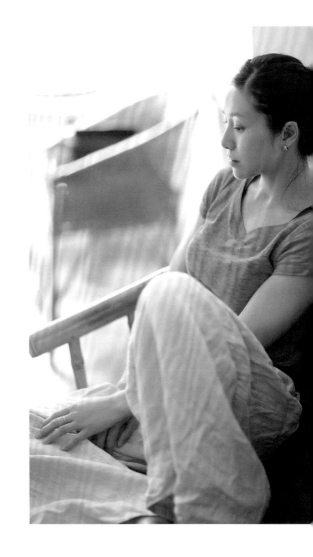

3. 不同阶段的习练方法

初学者：别把瑜伽当成另外一份负担

如果你才刚刚开始练习瑜伽，对于瑜伽的体式和呼吸并没有很多的认识，建议你找到一位有经验的瑜伽老师先引导你入门，这个时期老师的引导很关键，帮助你掌握一些瑜伽基础知识，避免走弯路或不必要的伤害。练习时要空腹、光脚，不要和别人比较，不要强迫自己，做到自己能做到的范围之内就可以了……

在家练习时，你也许不能十分连贯地记住教练教给你的体式，没有关系，你还是可以试着做你能想起来的体式，缓慢地练习，不要着急做到和别人一样完美。要有自信，和自己比，和昨天比，看到自己的进步就可以了。你不用强迫自己记住所有的体式，千万别把瑜伽当成你生活中的另外一份负担，而是把瑜伽动作当成"游戏"来完成，放松心情。在家里，甚至可以和你的家人和朋友一起分享做瑜伽的乐趣，如双人瑜伽；也可以引导你的孩子来和你一起完成各种模仿动物或者植物的瑜伽体式。与家人一起瑜伽能让家庭关系更加融洽、亲密。

学习过一年以上的练习者：练习的质量重于数量

对于学习过一段时间瑜伽的人来说，在家里练习就更加容易了，你可以根据在课堂上教练教授过的体式，慢慢地练习。记住：练习的质量重于数量。如果不确定体式的顺序，可以试着做尽量连贯的体式，如拜日式、Vinyasa流程练习，尝试着做比较轻松的伸展体式。身体比较僵硬的人，可以先尝试做一些简单的瑜伽热身练习，这样可以防止身体因为僵硬而产生的伤害；身体比较柔软的人，尽量注意选择比较稳定的练习方式，加强肌肉的能力，这样可以防止因过分柔软而造成的关节损伤。

你可以做个一天的计划，如早上、中午、黄昏、睡前的训练计划。也可以给自己做短期的计划，如一周或者一个月的计划。也可以做长期的计划，如一个季度或者一年中春、夏、秋、冬的训练计划。

对于资深的瑜伽练习者来说，在家的自我习练显得更加重要一些，这时候，学习不仅限于体式与呼吸，冥想和阅读经典对于这个阶段的练习者来说能让人感受到更深的体验，而由于自我的习练、冥想与阅读经典的持续进行，人们能切实地感受到生命的意义，因而更加纯净和安宁。

4. 在家练习的注意事项

因为在家练习没有在健身房或者瑜伽馆练习那样有老师的解说和引导，所以可以借助权威的老师和机构的视频资料；也可以去找一些瑜伽的书籍来看，加强对瑜伽文化的理解之后再练习，这会有不一样的体会，试着多了解瑜伽知识对于瑜伽练习帮助很大。但看教学视频和看书学习瑜伽毕竟是个单向的过程，没有交流和反馈，所以练习中一旦遇见问题，一定要及时询问老师才是最安全的做法。另外，如果不确定自己的体式练得是否正确时，把问题留下来问有经验的瑜伽老师，确定后再自己练习。

环境

给自己安排一个干净、空气流通的房间。让自己生活的环境尽量简单、舒适、清洁，培养自己轻松、愉悦的心境。尽量不在零乱、嘈杂的环境中练习。冬天天气比较寒冷，应该做好保暖的准备，如还没有热身时，可以先穿厚一点的衣服，身体发热之后，再脱去厚衣服。最后放松时，一定要注意用毛毯盖好自己，以防感冒。夏天尽量不要在开空调的地方或者电风扇旁练习瑜伽。在自然空气的环境中练习是较好的选择。如果在家做冥想或者呼吸的练习，选择在空气清新的地方进行，不要让大的关节如肩膀、膝盖暴露在外面。

集中精神

练习时，暂时关机或者拔掉电话线，跟家人约定好，给自己一个固定、短暂、安静的时间独处一小会儿，集中精神地练习瑜伽。如果不能全身心地练习，很容易造成身体的伤害，而且训练效果不佳。

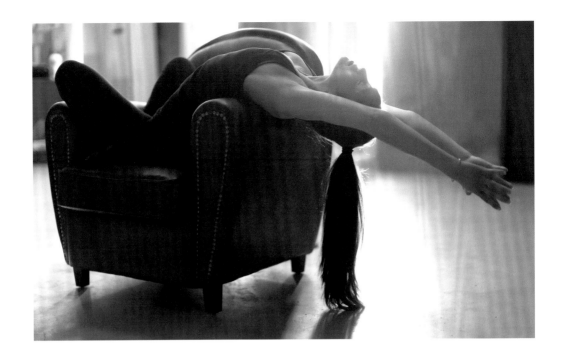

安全

　　如果你想尝试着练习更加伸展或者有难度的动作，如头倒立等，身边一定要有能帮助和保护你的人。如果身边的人并没有练习瑜伽的经验，你可以先放弃尝试这样的动作，先练习有把握的瑜伽姿势，记住：在练习中安全第一。

保持稳定而有觉知的呼吸

　　呼吸是连接身体和精神的纽带，许多人误认为练习瑜伽体式时都在做腹式呼吸，其实瑜伽的呼吸控制方法有许多种，如果不确定，练习时采取喉式呼吸（Ujjayi）是最安全和有效的呼吸方法。还有一点很重要：在做任何呼吸的同时，都应正确地做腹部收束的动作。如果还没有系统学习过瑜伽的呼吸方法，那么保持自己最正常、自然、顺畅的呼吸即可，千万不要屏气。屏气练习对于初学者来说是十分不可取的，因为那样会使人更加紧张而影响训练效果，有些瑜伽师甚至认为初学者做屏息的练习是非常危险的，因此，除非练习时间超过一年以上，或者有导师引导，否则，不要轻易做屏息的练习。

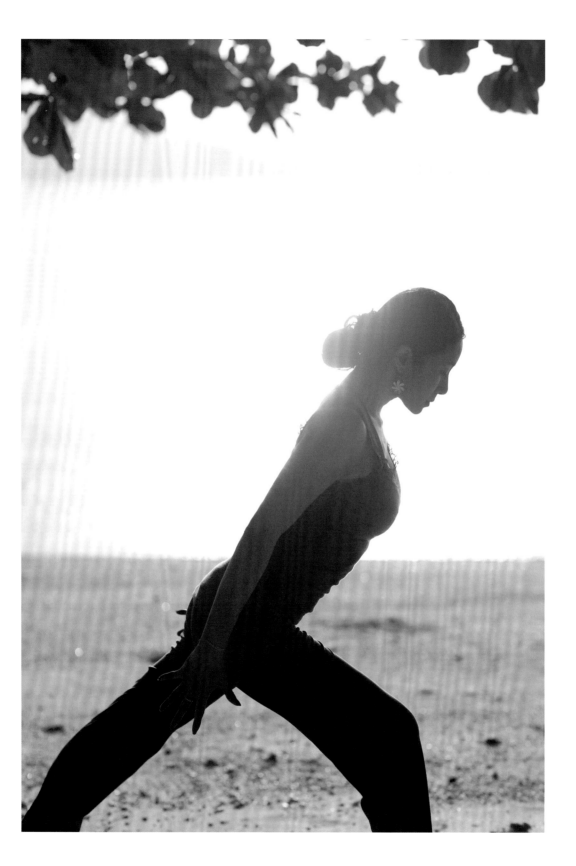

进餐时机

　　练习前需要空腹，是很多练习者知道的规定。但究竟练习完了多久能吃东西？或者练习完吃什么？是困扰很多练习者的一个问题。有时我们会看到或者听到不同的说法，我更建议多听从自己身体的感受，我的经验告诉我，练习完半小时左右就可以吃东西，但每个人在练习完瑜伽之后都有自己的感受，有的人觉得胃口大开、有的人反而没有食欲，所以不要强求，顺其自然。当身体告诉我们饿了时我们就要尊重，不饿也不要硬塞。只是要注意：吃的食物应尽量清淡一些，瑜伽后吃健康、干净的食物能使人身心清爽，健康的饮食能提升瑜伽的效果。

　　健身房或者瑜伽馆安排的课程时间有时正是该用餐的时间，所以如果练习之前觉得有些饿，可以在练习前的一个小时补充一小杯酸奶，或者几块小饼干、几颗坚果都是不错的选择。每日尽量按时吃饭也是健康生活的保障之一。

　　"我们活着不是为了吃，但我们吃是为了活着。"这是瑜伽师们常常用来告知人们的。我们同时也要明白：瑜伽不是为暴饮暴食的人准备的，也不是为过分少吃的人准备的，任何时候都要善待我们的肠胃。

5. 制定练习计划

练习内容

　　如果你学习了一段时间，能记住一些体式，就可以给自己制定一个循序渐进的练习计划了。在刚开始练习时，也许你并不是能够长时间保持一个体式，但随着练习的深入，可以慢慢地加长每个体式的时间。不能保持一个体式太长时间可能存在以下四点原因：①身体的肌肉耐力不够，需要更多的练习；②体式错误，造成身体不能维持稳定，需要有经验的老师指导；③呼吸模式不正确，造成体式无法维持，建议先退出体式或减轻体式的深度，调整好呼吸；④练习者身体本身有关节或者肌肉受伤的经历，需要循序渐进地进行恢复性训练，不能急功近利。因此调整练习的节奏是一个循序渐进的过程，你无需在一段时间内不断地改变所有的瑜伽体式。

　　给自己的练习计划中应该有这几个方面的内容：热身、站立体式、前弯后弯、扭转和倒转的体式，呼吸、放松以及冥想。

每个人的身体状况不一样，一定要尊重自己的身体状况，千万不可以和别人攀比练习的次数。

练习频率

初学者一般每周练习3次左右即可，身体慢慢适应之后，可以增加到4次或者5次。

最好的习练时段有：清晨、中午、黄昏、睡前。清晨的习练可以唤醒人一天的能量，让你带着轻松的身心投入一天的工作、学习和生活；中午的习练是一个充电的过程，让身心做一次短暂的休息和调整，投入后半天的生活中；黄昏的习练可以缓解一天的疲劳和紧张，让你能以轻松的状态回到家庭生活中来；而睡前柔和的习练更是能让自己进入安宁的状态，拥有一个良好的睡眠，迎接美好的第二天。

根据自己的工作和生活安排，每次的习练时间从几分钟到几十分钟都可。例如：时间短时，你可以选择静坐或者调整呼吸；中午的上班族可以利用午休做半个小时的体式练习，在最后做一个仰卧放松或者静坐。而时间充裕时，便可安排自己做一套完整的体式练习，从体式到放松，再做呼吸和冥想。

熟练的瑜伽练习者，可以根据自己身体和精神状态，甚至按照季节或者时间变化来调整练习计划。练习的次数也可以更多一些，可以一周练习6次，甚至每天练习；练习内容也可以有侧重地调整，如3天的习练可以偏重于体式的练习，其他3天便可以侧重于呼吸与冥想的练习。

练习瑜伽的过程其实是观察自己最好的机会，但我们要学会尊重、努力与顺从，也需要有耐心，对自己有耐心。当身体发出不好的信号，如疼痛、头晕、恶心等不适的感觉，应该马上从体式中解放出来，给身体平复的时间。当然我们也不用太过担心，这些信号也许在初学时会时有发生，有时，甚至也发生在熟练的练习者身上，这时也许就是在提醒你：体式过当❶，或者可能繁忙的你真的该好好休息一下了。

---

❶ 体式过当：是指动作方向和重心不稳定引起的关节和肌肉的扭曲。当习练者不够了解动作要领，贸然行动或者习练不专注时都有可能发生。

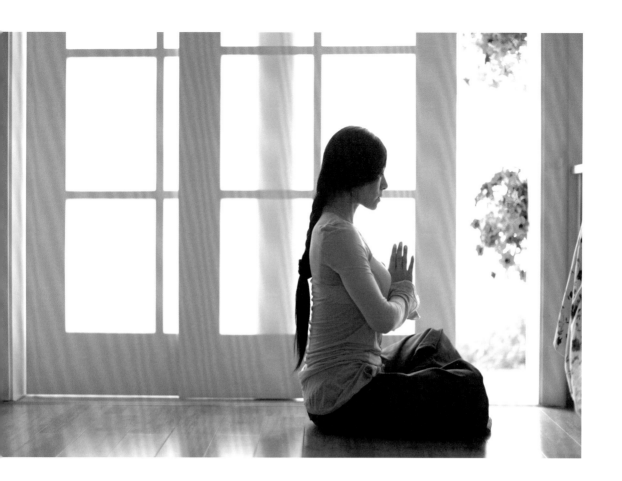

6. 特殊人群瑜伽计划

　　特殊人群是指孕妇、经期女性或者疾病患者。通常为了保证安全，这些人群都需要有经验的老师来引导。

孕妇

　　不宜参加健身房和瑜伽馆的大课。怀孕的女性在第一时间咨询的应该是医生，而不是瑜伽教练。我见过整个孕期都没有太大反应的女性，也见过整个孕期从头到尾呕吐不止、身心反应极其强烈的女性。有人看起来健康无比，但反应强烈；有人身体柔弱，却安稳度过孕期。为保险起见，前3个月可以选择静养，以冥想、呼吸以及阴瑜伽练习为主。孕中期和后期应有针对性地选择练习的动作和内容，并找有经验的老师进行指导，宗旨是安全、简单、有效。在怀孕期以及恢复期最重要的是调整好自己的心态，保持轻松、安宁、愉悦的状态，身心安宁才是自己和宝宝健康的关键。

在身体恢复的计划中，早恢复比晚恢复的效果要更加明显和有效，如果和有经验的老师在一起，顺产一周后便可以慢慢恢复身体的运动；剖宫产则要视个人状况以及医生建议来决定训练时间。

经期女性

虽然个体差异很大，但整体来说，建议经期前3天不做扭转、倒转、强烈后弯和刺激腹部的体式，如侧伸展扭转式、头倒立、肩倒立、轮式等。因为这一时期的女性抵抗力低，容易疲劳，不易恢复，所以建议尽量以阴瑜伽和冥想为主，也不宜做强烈的腹部呼吸，如风箱式呼吸、圣光调息等。每个人的身体状况都会有区别，有些女性经期并无特别明显的反应，所以就尽可能不做过分强烈的瑜伽体式；而有些女性反应较大，如强烈的腹痛，建议以休息、放松情绪为主，有必要的话可以到医院进行相关检查。

慢性病患者

如果练习者患有或曾经患有某种疾病，如癌症、慢性脊椎病、糖尿病、心脏病、高血压等，一定要提前跟医生咨询，然后才能参加瑜伽课程，并需要在课程之前跟瑜伽老师进行沟通以确保安全。

总之：一切习练，安全第一！

三、小心瑜伽伤害

　　许多瑜伽练习者会在练习时出现各种部位疼痛或者不适的问题，只是每个人身体状况不一样，受伤或者不适的位置也有许多的不同，再加上每个人对于伤害的理解也不一样，所以这是很难用几个字来解释和描述的。我个人更加倾向于先见到具体的人，面对面地讨论、交流和回答。事实上，由于身体状况不一样，有时即使身体出现同样的状况，解决的方法也不一样，这一点许多练习者都深有体会。

1. 瑜伽伤害的原因

　　伤害其实是有许多方面的：精神、心理和身体上的。大部分的人更专注身体受到的伤害，因为更为直接地感受到了疼痛，因此，所有的专注力都会放在受到伤害的部位而不会考虑其他。

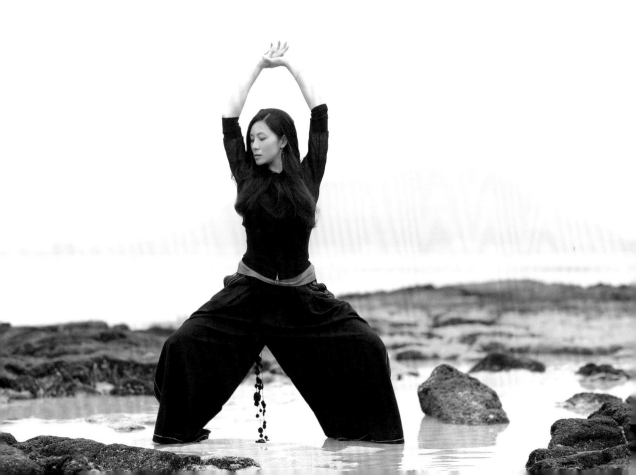

其实很多时候，人们的身体在练习时发生疼痛或其他不适感，是由于呼吸和精神紧张造成的，尤其是在胸部发生的憋闷和疼痛感。再或者，胸椎或者胸部前侧肌肉有疼痛感，有可能是因为胸椎过于僵硬，身体柔韧性较弱，而练习者最近涉及这一区域的练习过多，没有好好放松或没有把握好练习的度，造成软组织损伤而引起的疼痛。

对于初学瑜伽的人，这种情况更加明显，因为常年的不良姿态造成的身体各部位都已经不在"正常状态"，例如，身体天生柔软的人，会让关节承担过多力量，肌肉能力很弱，关节容易受伤；身体天生僵硬的人，关节活动更加少，肌肉会更加僵硬，于是造成恶性循环，让肌肉和关节都变得越来越紧，造成身体超硬、强直等问题。这些问题都跟个人常年的生活方式和习惯有很大的关系。

对于已经有些经验的练习者来说，练习时也会出现一些问题，有时是因为太过于追求动作的完美，而忘记比动作更重要的事情——安全性，做一些超出自己能力范围的动作。虽然身体有无限潜能，但也需要建立在安全、适度的范围之内。如今，年轻的习练者们过于关注外表，为了"看起来不错"，只想强化胸部、臀部或者手臂外侧，让这些部位的肌肉线条好看。因此，每次习练只关注这些肌肉的强化，忽略身体其他部位的习练。而这样做会导致身体的肌肉力量发展不平衡，例如，被忽略的背部与腿部后侧以及手臂的内侧肌肉会变得比较弱。这就像一堵墙的两面，一面看起来不错，而另一面则柔弱不堪，随时会出现坍塌。随着年龄的增长，这种不平衡会更加明显。因此，在练习瑜伽的初期，人们还是应该找一位有经验的老师带领来练习。

有的伤害，完全是因为练习者攀比心较重，忽略身体的承受能力造成的。这样的练习者常常有"不服输"的感觉，认为自己一定有能力做到别人那样，而这样的心理恰恰是造成身心伤害的关键。瑜伽不是竞技比赛，试想，有多少人是要通过练瑜伽去参加比赛的呢？我们练习是为了比柔韧性吗？不是的。既然瑜伽体式的含义是：舒适、稳定，那么如果我们在练习过程里没有舒适、稳定的感受，就不能称之为瑜伽体式了。因此带着平常心，保持愉悦的心情、轻松的练习也是防止身体受伤的方法。

2. 做好热身

在练习前做好正确的热身，是个非常关键的问题。人们应该在练习前做好肌肉、关节的热身，这不仅限于练习中会涉及的肌肉和关节，而应该关注到全身的肌肉和关节。

除了身体上的准备之外，精神意识上的"热身"也很重要，也就是说，在进行瑜伽练习之前，集中精神，从心理和精神上做好准备，使人进入专注的状态，放松和静坐就是不错的选择。总之，正确的热身是身体安全的关键。

3. 只做针对某一部位的练习是不可取的

许多女性只是为了快速减去某个特定部位的脂肪，而选择练习针对身体特定部位的动作，如强烈的前后弯的动作，练习胸部和腰部。如果只是常常练习身体的某些部位，身体各部位之间会失去"连接"的意义。例如，在练习身体后弯体式时，练习者只注意身体向后弯时腰部的柔韧性，而忽略胸部的伸展、臀部的收缩与大腿前侧以及髂腰肌的伸展，让腰部承担太多后弯的压力而造成腰部的损伤。

有的练习者天生身体柔软，甚至身体很多部位有超伸的现象，而在练习中还是只注意动作的柔软度，放弃使用肌肉的力量，让关节承担一切力量，长此以往，身体的伤害会越来越大。这也是很多身体柔韧性非常好的练习者常感困惑的问题：为什么动作做得"很到位"，可身体还是各种伤痛不止。所以建议这一类的练习者更应适当控制身体的柔软度，避免过分下压、扭转以及伸展，"控制"是防止受伤的关键。

许多人在习练时为了让身体看起来更伸展，比如：双手支撑地面时，肘关节用力锁紧伸直，手臂伸展超过180度造成肘关节超伸；或者做站立山式时，用力把膝盖伸直向后推，练习者有关节锁紧的感觉，这样很容易造成膝关节超伸。膝关节超伸是最常见的问题，膝关节超伸现象，也叫膝过伸或膝反张，是指膝关节过度伸直，超过正常状态，小腿肚有明显向后推出的状态。一般身体过于柔软的人容易发生此类现象，长期超伸的关节，容易造成关节损伤，肌肉松弛无力。而解决超伸问题最需要做的就是加强关节周围的肌肉力量，利用肌肉来保护和稳定关节。

身体比较僵硬的人，尤其是初学者更应了解适可而止、循序渐进的意义，千万不可硬拉。身体是个大家庭，每个部位该承担的工作强度是有限的，不应让某些部位工作太多，而其他部位长期"休假"，这样身体的各个部位都会失去平衡，在练习过程中造成更多的伤害。

4. 练习效果和出汗没有直接关系

由于人的体质和身体状况不同，有的练习者在练习时会出很多汗，而有的人却不会出太多汗。出汗好还是不出汗好？这也是个困惑很多练习者的问题。我们的身体有一个自动调整系统，会控制体温，练习瑜伽时，身体会产生热量，因此人们会有发热、出汗的感觉。但因汗腺多少、粗细，代谢快慢等的个体差异，并不能认为出汗多练习效果就好，出汗少练习效果就差！

适当出汗是有好处的，皮肤是最大的排毒、散热器官，但如果过分出汗，容易使人体中的水分和电解质大量流失，可能会造成虚脱，因此，过分出汗并不是好事。而不出汗，有可能是汗腺不发达。但养成瑜伽或者运动的习惯，身体慢慢会出汗。如果一点汗不出，可能是皮肤的排泄功能出现不平衡状况，可以找医生询问调理身体并坚持瑜伽，运动和瑜伽会帮助刺激汗腺的排泄功能。

当然，伤害如果出现了，也不要害怕或者从此远离瑜伽，认为这并不适合自己。瑜伽是安全的，但是要建立在练习者有安全意识的基础上。这个世界上没有万能或者十全十美的事情，"万一"的事情会发生在每个人的身上，所以当情况发生时，保持冷静，先让自己的身体放松下来，休息！

有时我的学员会过来告诉我，"我这里疼""这里不舒服"，我会先看他的状况，并询问练习的时间和方式，再确定怎样回答他。有时，我会鼓励他们，"给自己再多几天的时间，疼痛会在几天内消失得无影无踪！"但有时我会让他"马上停止练习，去询问医生！"

我会具体引导学员体会"好的痛"和"坏的痛"，如肌肉伸展的酸痛感和身

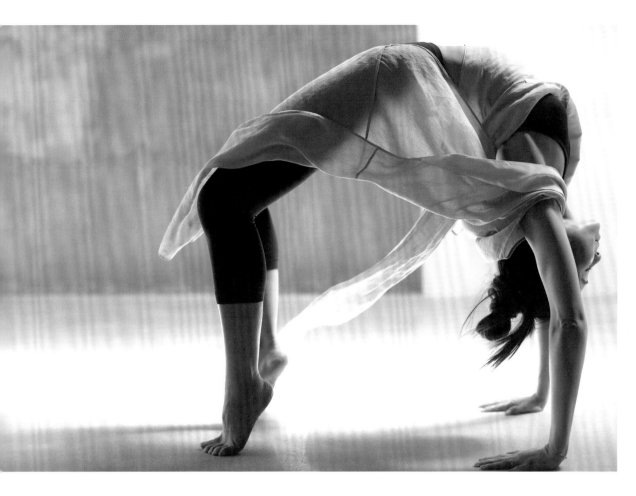

体受伤的刺痛、灼痛感。身体受到伤害先要做的是放松、休息，然后有针对性地做恢复性的训练，不要直接活动受伤部位，而是活动离它最近的关节和肌肉，并咨询医生，然后找专业老师制定具体的恢复计划会更安全。

瑜伽教练不是医生，对于身体伤害也不是任何时候都能判断准确，学员出现问题不能全部解决这并不是错，但需要诚实和慈悲心，不断努力地学习，提高自己的专业知识和个人修养，尽量注意课堂练习的强度要因人而异、因时而异地进行调整。安全性和有效性永远都是第一位的。

瑜伽练习者们也应该理智地判断自己的运动伤害，因为身体是你最有智慧的老师，它会告诉你现在需要什么和不需要什么。因此，不能仅仅凭着一次课堂上的伤害而否定所有一切。要有观察能力，而这个观察力需要练习者长期的经验积累，就像我们会知道吃下什么样的东西，肚子会不舒服。瑜伽就像牛奶，东西虽好，但并不是每个人都适合喝凉的牛奶，加热并按量来喝才能让自己慢慢适应。

我们更要认识到的是，身体受到的伤害比较容易恢复，而心理和精神的伤害要更长时间才能恢复。因此，良好的精神和心理状况更加重要，而良好的精神和心理建设会帮你建立一个不容易受伤害的身体，但愿瑜伽带给我们每个人健康的心灵和身体！

5.安然地保持一种体式更长时间才是瑜伽的高级状态

如果你已经开始进行瑜伽练习，请记住，瑜伽不是体式越多越好。做少数的瑜伽体式，保持时间更长一些，听从身体的感受，远比在短时间内做许多不同瑜伽体式的效果要好。因为当身体稳定时，好的感受来自内心，真正的快乐与安宁也是来自内在，我们需要给内心多些体会的时间。一个高级的瑜伽练习者并不一定能做多少动作，瑜伽不是竞技，但是他能安然地保持一个体式更长时间。

四、朋友们经常会问到的几个问题

如果，我们有幸在这里相遇，你或许想更多地了解关于如何开始瑜伽和瑜伽习练时的问题，我会尽我之能在这里和你分享。

1.怎样开始瑜伽

如果刚好你身边有朋友在习练，你可以加入朋友，这是一种最直接、有效而且容易坚持的方法。只要有心，你一定会在身边找到正在习练瑜伽的朋友，再或许有正在健身的朋友，和他（她）一起走进有健身氛围的场所，或许，因此你会改变自己的生活方式，离健康的朋友更近，也表示你会有更健康的生活方式。瑜伽有健身的功能，以健身为目的开始并不是一件坏事，也不是错事，随着练习的时间越长，你便会发现瑜伽不只是健身这么简单的。瑜伽只是通过身体来探索、发现我们内在已有的无限潜能。

2. 怎样才能坚持下去呢？

这是许多瑜伽练习者心里的痛，人人都知道瑜伽很好，但就是不能坚持，许多人把瑜伽当成生活中的另一种压力，还没有开始，心里就已经有压力，再设定一个高目标，就更加觉得高不可攀了，我的建议是：第一，快乐、轻松地开始，循序渐进，设定小目标而不是期望高成就，比如：在练习之前，关照一下自己目前身体的局限有哪些？比如力量、柔韧性、稳定性等。身体有没有伤痛？或者最僵硬、紧张的部位有哪些？然后去尝试做一次瑜伽，时间可长可短，习练之后再看看问题是否得到一些缓解？先找到一些立竿见影的改变，比如呼吸、身体、心里的紧张是否得到了释放？精神压力是否有减少的感觉？第二，有规律地习练，也就是给自己制定一个小计划，比如：从一周2次或者3次开始，每次时间不要过长，60~75分钟比较合适，有的练习者一周1次有点太少，身体需要有一个适应期和记忆期，从一周2次或3次开始，养成习练的习惯，这很重要，之后再根据身体慢慢增加强度和力度。学会设定小目标，取得小成就，积少成多，才会有大成就，当下，你只需要一样宝贵的东西：耐心。

3. 如何选择瑜伽课程？

目前，瑜伽已经成为人们比较熟悉的习练方式，随着互联网的发展，以及专业的瑜伽机构对于不同的瑜伽体系的引进，越来越多的不同的体系和不同的课程出现，使人眼花缭乱，我的建议是，最好能找到一个专业的瑜伽老师咨询，这需要你能很开放地和老师聊一聊你目前的需求和问题（身体、呼吸、心理层面的），然后可以请老师帮你根据你的问题来推荐课程。如果你并不是很开放的性格，也可以选择到专业的瑜伽馆，根据瑜伽馆的课表来选择适合你时间的课程，如果发现课程的强度和风格并不适合你，你可以多尝试几节课，对比之后，找到一个合适自己当下水平的课程坚持下去。不同的体系，并不会分出个高低贵贱，它们异曲同工，目标一致，尽量坚持同一体系深入地习练更长的时间，你了解瑜伽的程度也会更加深入。

4. 瑜伽可以被当成体育锻炼或者健身吗？

我在前面的分享中提到过，瑜伽有健身的功能，但那远远不是瑜伽的目的，在刚刚开始习练时，你把瑜伽当成健身也没有不对，瑜伽的体式练习会强化身体的力量、柔韧性和稳定性，从而让我们有一个健康、美好、充满能量的身体，在《哈他瑜伽之光》中提到过，脆弱和生病的身体是瑜伽之路的第一个障碍，对于你当下的认知程度来说，你可以从身体或者从健身开始，但当你逐渐地深入练习，你会获得巨大的惊喜和体验，瑜伽的健身功效只是瑜伽的副产品，让心平静、减少波动，获得更高的生命质量和达到完美的身心合一都是瑜伽给我们的巨大恩典。

5. 瑜伽可以减肥吗？

可以，瑜伽提供给我们健康生活的道路和方向，现代人的肥胖，有许多复杂的原因，吃太多、坐太久、精神压力大、营养过剩、内分泌失调等，因此许多人自嘲得了"过劳肥"；因此，根据自己的状况来实施减肥计划是比较科学的，瑜伽的练习过程会慢慢调整和改变人的内在环境，从而调整内分泌系统，减肥的快慢也会因人而异，所以不要盲从，也不要走极端。同时，许多人尤其是年轻女性，对于"肥胖"并没有正确的认识，她们认为"瘦成一道闪电"才是真正标准的身材，所以许多女性看起来身材很好，内在却没有能量，因此建议所有女性朋友，不要拿减肥当成瑜伽的目的，不要过于重视外表而忽略内在力量的建设，真正持久的美好来源于内心的力量、独立。

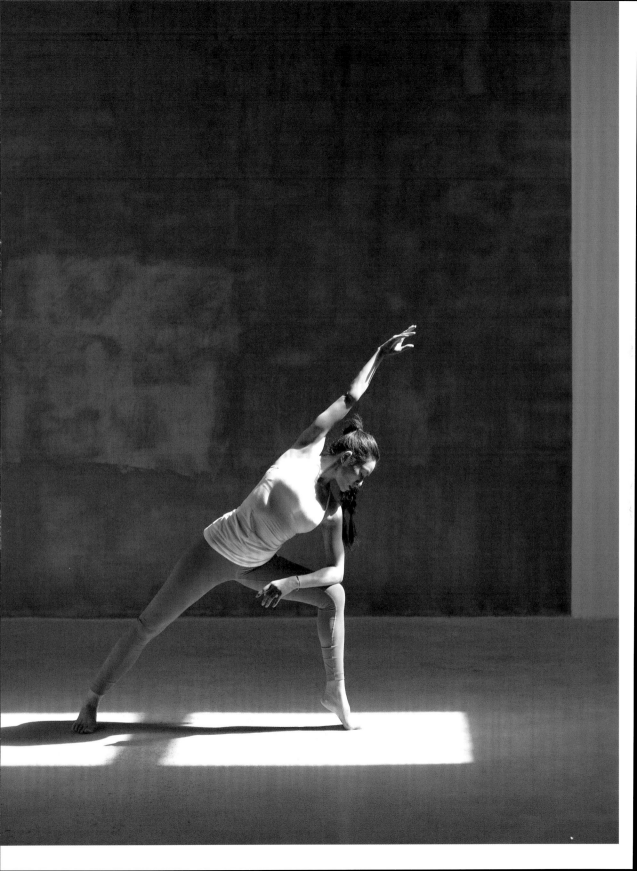

6. 现在流行不同的瑜伽体系，它们之间有什么区别呢？如何选择呢？

《瑜伽经》在一开始就阐明：练习瑜伽是为了控制心的波动。不同的体系就如不同的法门、不同的道路，通常古老的体系有：智慧瑜伽（Jnana Yoga）、奉爱瑜伽（Bhakti Yoga）、王瑜伽（Raja Yoga）、行动瑜伽（Karma Yoga）、净化瑜伽（Kriya Yoga）、哈他瑜伽（Hatha Yoga）、昆达利尼瑜伽（Kundalini Yoga）等，这些体系可以适合不同性格的人来选择，或者也可以成为同一人在不同阶段的选择；而现在人们在各大健身房和瑜伽馆里能看到的大多是以体式为主的习练，如：阿斯汤加瑜伽、艾扬格瑜伽、力量瑜伽、流瑜伽、节奏瑜伽、热瑜伽等，大多是现代体系，有的是以创始者命名，有的是以练习的形式来命名，

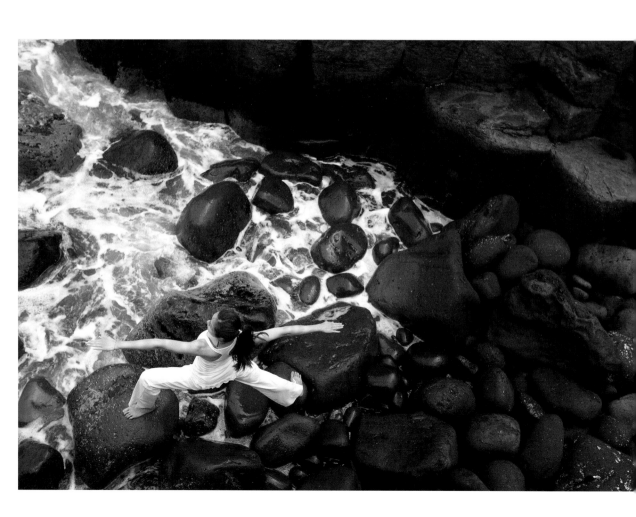

如果是初学者，可以咨询顾问，多加交流，告知你目前有的问题，以及想达到的目标，根据顾问的推荐，尝试几个体系或者老师，选择当下你最能接受的习练体系，长时间习练。慢慢的，各种瑜伽的好处会在你的身上显现，之后，无论你学习的是什么体系，你都需要更多的自我习练和学习，如阅读经典和冥想。

7.看到旁边的资深练习者能做许多我不能做的动作，很羡慕，但又担心尝试失败，我应该怎么做？

在习练的过程中，这是练习者常常会遇到的问题，不管是初学者还是高级瑜伽练习者，这个问题始终都会伴随你。瑜伽的体式练习需要循序渐进，同时也要明白瑜伽的体式练习只是瑜伽习练中的一部分内容，每个人的年龄、性别、生活习惯、个性等都不同，不应该和他人比较，因人而异才是明智的习练方式；瑜伽历史悠久，有浩瀚的体系知识，它教会人们通过身体向内探索，让我们走向健康、安宁之旅，其中，告诫人们不可有贪婪之心，而过多的奢望知识、力量也如奢望更多的物质一样都是贪婪之心。人们应该关照当下的身体、心理、精神，来选择可以承受的体式，随着有规律的习练，坚持的信心，一定会让习练者在习练过程中体会到喜悦和安宁，这个，比起只是做成高难度的动作来还更有意义得多。当然，高难体式的完成，也是习练者自律习练的结果，只是不要只是执着于高难体式。

在体式的习练中有两个最主要的因素：稳定（sthira）和舒适（sukha），应该体现在所有的体式练习中，不能有偏颇，如果只有稳定没有舒适，就会失去柔和的呼吸；而只有舒适没有稳定，便很难建立起身体的力量，我们需要从学习瑜伽的当下开始观察自己，观察自己当下的能力，并且接受当下的局限，这是瑜伽习练非常重要的一课：不贪婪，不与他人攀比。

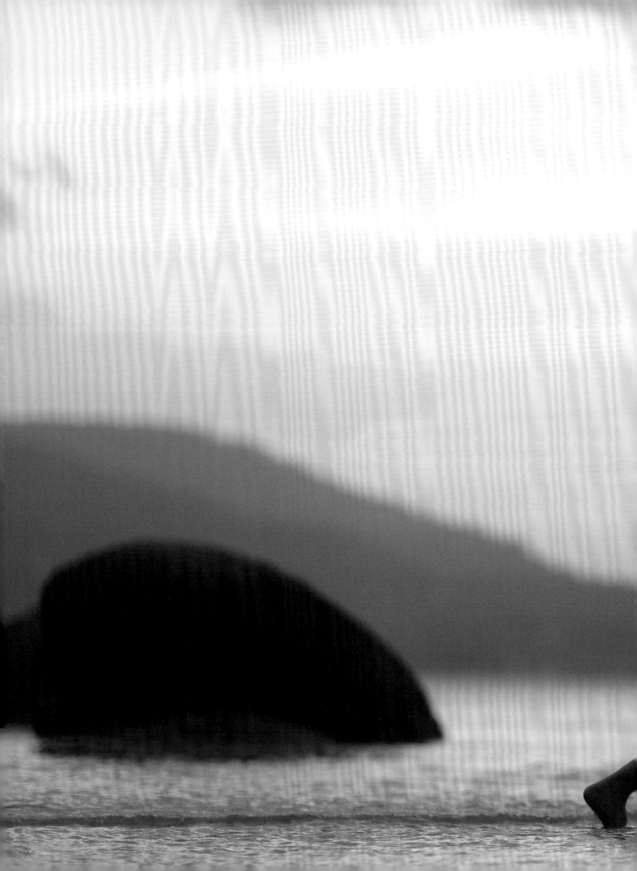

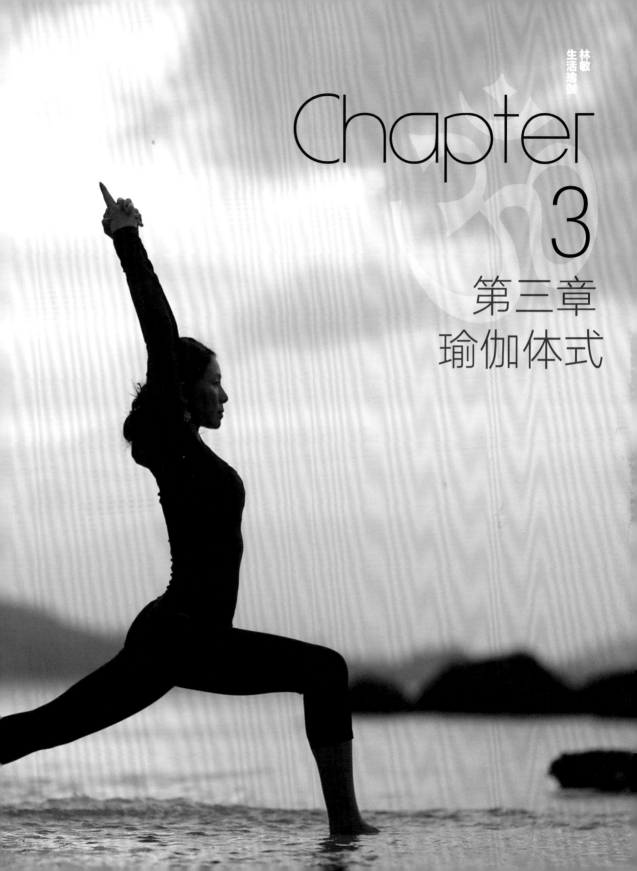

Chapter

3

第三章
瑜伽体式

林敏
生活瑜伽

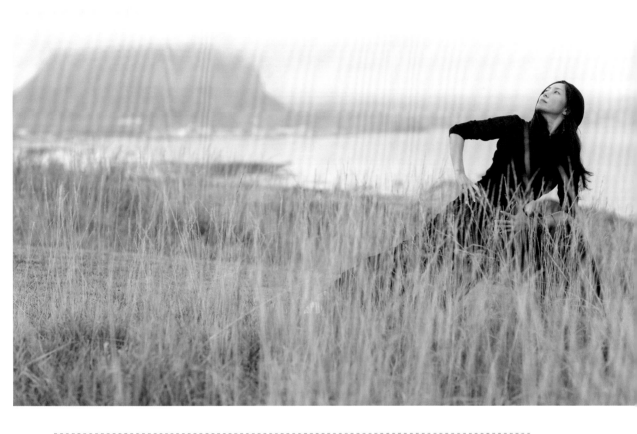

本书中对具体动作进行讲解时，可能会用到以下术语：

还原：是指动作的还原方式，在瑜伽中还原动作是一个很重要的环节，许多练习者只注重动作的形成，而忽略还原的方法，这样容易受伤，而且练习的效果也会打折扣，因此还原时也要注意呼吸与动作的配合。

呼吸方法：是指动作过程中的呼吸方法。这里只是一种建议的最佳呼吸方式，但对于初级练习者们来说，在还没有掌握好呼吸的技巧时，也可以采取自己觉得最舒适的呼吸方式，保持自然呼吸——身体在动作时会告诉你怎么呼吸会比较舒服。

动作提示：是指在动作的过程中，练习者特别需要注意的地方。这样可以有效避免不必要的运动伤害，同时让练习者更能专注地体会动作的益处。

动作功能：是指瑜伽体式给人的身心带来的益处。练习者平时也可以根据动作功能来选择姿势。

简化变形、强化变形：是指在动作的过程中，由于每个人的身体和能力都不尽相同，所以可以选择稍微简单的，或者更加强一些的、更具挑战性的动作。

一、基础体式

　　站姿、坐姿、跪姿、卧姿，它们是所有体式的基础，把基础打好，就能很顺利地进入瑜伽体式练习。

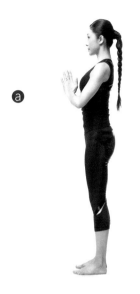

1 站姿

站立山式

站立山式是所有站立体式的起始体式，是所有站立体式的基础。

动作做法： 正立，双腿分开与髋同宽，稳定地站立，向上伸展脊椎，双手合掌于胸前ⓐ或双手臂向上伸展ⓑ，肩膀下压，胸椎上提，腹部收束，扩张胸部，骨盆中立，尾骨向下，骨盆正中不可前倾（翘臀），身体的重心不可偏向前脚掌或者脚跟，否则会造成身体变形。

动作功能： 使练习者保持最良好的体态与身体排列，它也是站立体式中最稳定和安宁的体式。站立山式的练习可以有效防止因错误站姿引起的各种症状，如脊椎畸形、肌肉松弛、腰背疼痛、胸部塌陷等。

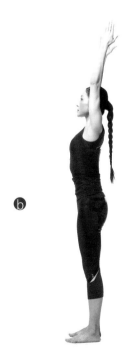

2 坐姿

简易坐

这是初学者常用到的体式。

动作做法：正坐，弯曲左腿，左脚贴近右大腿内侧，然后弯曲右腿，右脚靠近左小腿即可，保持脊椎正直，双手掌心向上或者向下，置于膝盖上，保持自然呼吸。

动作功能：适用于冥想，或者作为所有坐姿瑜伽的起始体式。如果作为长时间的冥想姿势，建议练习者在臀部下面垫上坐垫或者折叠的毛毯，让髋部高于膝盖，这样可以防止长时间保持坐姿造成腰背以及膝盖的伤害。

莲花坐

这个体式因双腿盘起来的形状像莲花而得名。

动作做法：坐姿，下颌微收，脊椎向上伸展，保持正常的生理弯曲，双腿向外伸展，弯曲右腿膝盖，将右脚置于左腿大腿根部，并将左脚脚心朝上，然后弯曲左腿膝盖，将左脚置于右腿的大腿根部，脚跟靠近腹部；双手大拇指与食指相扣，其余手指自然放松、伸展，做秦手印(Chin Mudra)，将手掌向上置于膝盖处，并保持手臂自然伸展与放松；可闭眼或者凝视鼻尖，保持平静、安宁的呼吸。保持的时间可以按照自己身体的状况来调整，可以是几分钟，也可以是十几分钟、几个小时。可换边重复体式。

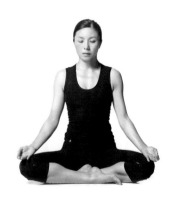

动作功能：这是一个非常好的冥想、静坐体式，给人安宁、稳定的感受，也常被利用在一些瑜伽体式当中，如倒立式、鱼王式等。在印度，人们认为这是一个聚集能量的体式，能加强腿部的柔韧性，改善骨盆内的血液循环。但由于这个体式需要髋关节以及腿部的柔韧性，初学时，千万不可硬拉，需要循序渐进地习练，可以先做一些加强髋部与膝盖柔韧性的动作，再来练习这个体式。

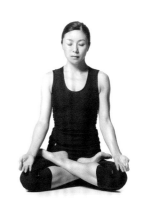

吉祥坐

动作做法：正坐，双腿向外伸展，弯曲左腿膝盖，将左脚脚跟贴近会阴，左脚脚掌贴近右边大腿；弯曲右腿膝盖，把右脚脚掌置于左腿的大腿和小腿之间，右脚脚跟靠近耻骨。再把左脚拉到右大腿与小腿之间，只露出左脚大脚趾。保持背部正常生理弯曲，向上伸直，双手做秦手印，将手掌心朝上放在膝盖上，闭上眼睛。

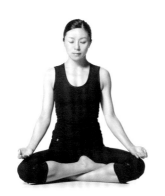

动作功能：这是一个使人放松的体式，它能加强腿部柔韧性，消除膝盖、髋关节和踝关节的僵硬，经常练习可以消除腰背酸痛，加强腹部内脏的机能。据说常练习吉祥坐的人会自然而然进入美好的禅定状态，达到真正的安宁、平静。

3 跪姿

金刚坐

动作做法：跪坐在脚跟上，将右侧跨趾搭在左侧的跨趾上，保持脊椎向上伸展。双手合十或置于大腿上。

动作功能：这是所有跪立体式开始的基础体式。可以加强腿部柔韧性，消除腿部僵硬感，也是简易的冥想体式。初学者为了减少膝盖与腿部的压力，可以在大腿与小腿之间放置一个毯子，让臀部跪坐在毯子上。

英雄坐

动作做法：跪立，将臀部置于两小腿之间，双脚与臀部外侧靠近，脚趾向后，双膝尽量靠拢，伸展脊椎，双手置于大腿上，保持深长呼吸。
如果觉得有困难，可以在臀部下面放置一个毯子，膝盖也可稍分开，但分开的距离不可超过两脚的距离。

动作功能：这个体式可以加强腿部的柔韧性，尤其对于膝关节有风湿疼痛的人们来说也是一个不错的选择，能加强膝盖和脚踝关节周围肌肉的伸展，对于平足也有矫正的作用，对于爱跑步的人来说，这是一个让腿部轻松的体式。

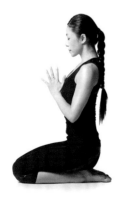

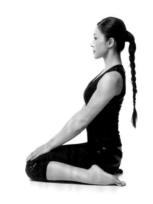

4 卧姿

仰卧的体式可以有两种作用：一种是作为所有仰卧体式的起始体式；另一种是可以作为放松的体式。

起始体式：掌心向下，双腿并拢，保持腹部收束**ⓐ**。

放松体式：掌心向上，全身放松，双腿分开，脚踝向两侧放松**ⓑ**。

动作功能：仰卧于地面，可以更好地释放脊椎与背部的压力，身体也会更加稳定、安全。

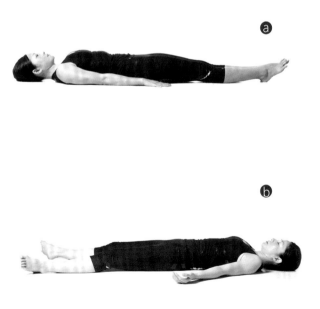

ⓐ

ⓑ

二、收束法

收束是约束、控制、锁的意思，它的作用就是保存和控制身体的能量，打通身体能量通道，可以说，学会收束法的练习，能大大提高瑜伽训练的质量。

为了保证体式安全、稳定和达到更好的训练效果，请在练习的整个过程中都做好收束的习练，重要的收束法有3种：收腹收束、收颌收束、会阴收束。这三种收束在瑜伽呼吸（和体式训练）的控制中常常被利用到，练习者需要在有经验的老师引导下进行系统地学习与练习。

1 收腹收束法

在瑜伽体式和呼吸练习过程中，收腹收束运用是比较多的。收腹收束简单来说就是腹腔内横膈膜向上、向内提升的练习，从侧面来看，腹部有向内收进的一个深深凹进的空间。

动作做法：站立，两腿分开与肩同宽，膝盖微曲，双手放在膝盖上方，非常稳固地支撑在大腿上。

深深吸气，扩张肺部与腹部，吐气，双手压向腿部，稳定肩膀，身体向前弯，下颌向回收，向内收缩腹部，屏气，时间不要超过5秒。继续保持向内收缩腹部肌肉，并使腹部向上提升，在腹部形成凹陷的状态ⓐ。当不能继续屏气时，放松肩膀和腹部，放松颈部，慢慢吸气，然后重复练习6～8次。

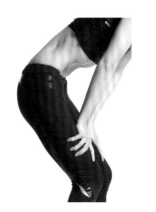

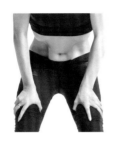

动作提示：每天练习6~8次即可，不能时间过
长。当收束法在瑜伽体式当中出现
时，通过有控制地收缩腹部，使腹
部保持"柔软地向内和向上收缩"
的状态即可，以增加身体的空间
感，使身体更加稳定。在本书中所
有动作都可以使用腹部轻微收束。
练习收束法时，屏气将腹直肌向前
推出，便能练习更有力的清洁法瑙
利Nauli，意思是在波浪中起伏的小
船，也叫腹部滚动按摩法 ⓑ。这里
只做简单的介绍，因为这是一个强
有力的清洁法，练习不正确会导致
不良后果，练习者需要先掌握收腹
收束法之后，在有老师亲自引导的
情况下方可练习。

动作功能：收腹收束的练习同时给身体和精神
带来益处，腹部收束的动作可以按
摩到腹部内脏，对消化系统有很好
的调节作用，同时能缓解便秘。收
腹收束法也能给精神和身体带来稳
定感，是控制生命能量的练习，经
常练习使人精力充沛。

2 收颌收束法

收颌收束在呼吸和体位训练中都会出现。将下颌靠近胸骨的中心位置的做法就叫收颌收束，练习者在做呼吸练习的同时，尤其在做吸气之后的屏气过程中，都可以利用收颌收束，在一些倒转的体式，如肩倒立、犁式、桥式等练习中，也自然会发生收颌收束。正确的体式和收颌收束的做法，可以提高呼吸效果和体式的稳定感与安全性。

动作做法：选取舒适的体式，站立或坐式，保持脊椎伸展，低头，下颌靠向胸骨的中心位置。可以在吸气或者吐气后做收颌收束法。

动作提示：有心血管病的人们，须经过咨询医生后决定是否能练习，而且一定要在非常有经验的老师引导下才可以进行。

动作功能：收颌收束法会使人稳定、安宁，消除紧张、愤怒等不良情绪，常常伴随收腹收束法和会阴收束法一起练习。在印度，人们认为收颌收束法是使人保持年轻、预防衰老的秘诀。

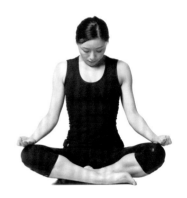

安全提示：收束练习必须在空腹状态下完成，有严重疾病，特别是患有心脏病、高血压的朋友一定要慎重练习！

3 会阴收束法

会阴收束法也叫根底收束，是依靠收缩和控制会阴的肌肉来完成的收束法，会阴部位于生殖器与肛门之间。

动作做法：以吉祥坐做好，让脚跟靠紧会阴部位，可以根据呼吸来做，如，吸气时，收缩会阴肌；吐气时，放松会阴肌。也可以根据自己的身体状况来调整会阴收束的节奏。

动作功能：会阴收束法常常伴随收腹收束和收颌收束一起进行，是在生活中站姿或者坐姿都可练习的收束法，同样有保存生命能量的作用，可改善生殖系统的血液循环。

三、顺应每个季节的拜日式

拜日式一直是我个人非常喜爱的练习体式，也是我从习练瑜伽开始至今每天都练习的瑜伽体式。与其说它是一组练习身体的体式，不如说它是我们每天观察自己的最简单的方式。

早起时，我们的身体和意识会告诉我们今天的"内在节奏"是怎样的，有时，我们会发现自己很想以舒缓的形式练习，让拜日式带给我们安宁与平静；有时，我们的呼吸会带着身体稍加快速度，身、心、灵同时体会到那种振奋而坚定的感受。

对于大多数练习者来说，记住拜日式中的12个体式也不是很难的事情。所以一年四季拜日式都可以是一种安全、简单和有效的练习方式。

每天做拜日式，是一天中最好的开始，带着感恩的心，感恩太阳赋予我们生命，给我们光明和温暖。

拜日式是一组连续12个动作配合呼吸的组合，12代表一年12个月，左右两边的动作加起来是24个动作，代表一天24小时，因此在印度，人们用拜日式的练习开始，祈祷和感恩太阳无私的带给整个世界光明和无限能量。人们常说：每日的拜日式能带给身体一天24小时的精力。事实上，无论我们是否了解其中的一些传说、故事或者含义，单单只从动作来说，动作连接优美、规律，每个动作都配合特定的呼吸来完成，对身体、呼吸和意识的调整都是最完美的组合。因此，在整个练习的过程中，让呼吸把动作连接起来会达到更好的练习效果。

安全提示：拜日式是一组连贯的体式，对于身体虚弱的人来说可以选择其中的几个体式来练习。而当感冒发热、头痛时建议不要练习拜日式，否则会让身体产生更多的热量，造成身体更加不舒服的感觉。

人们可以根据自己的需要来重复拜日式的次数，通常，印度人崇尚"3"这个数字，认为"3"代表人们的身、心、灵，同时也是产生稳定能量的数字，例如：三角式，因此，人们可以重复3次、6次、9次……最多人们可以连续做108次拜日式。

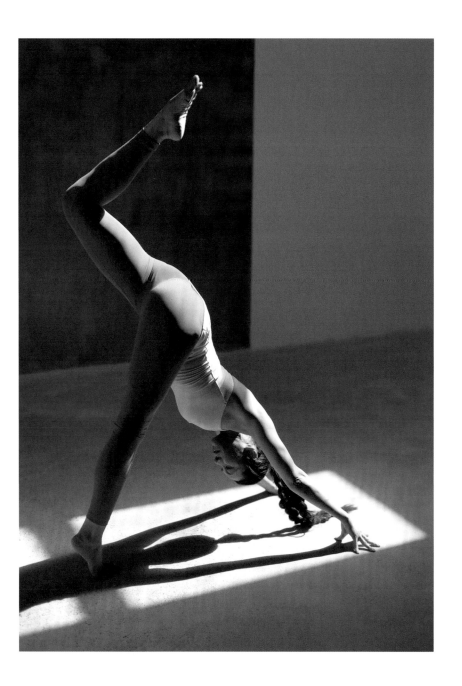

1 站立式

双手合十于胸前，扩张胸部，腹部向内收、向上提，双腿并拢或与髋同宽，双脚脚趾尽量打开贴紧地面，感受来自大地支撑的能量。

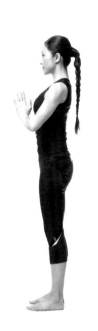

2 山式

吸气，双手向上伸展，并同时伸展整个躯干，感受身体向上无限拓展的能量。

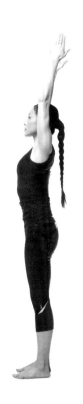

3 前弯式

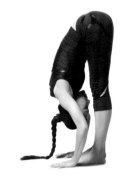 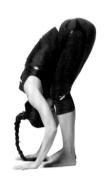

吐气，身体前弯，双手手掌或手指放在地面，腹部尽量靠近大腿，额头靠近腿部，头顶靠近地面。感受大腿后侧与脊椎伸展的能量ⓐ。如果腿部后侧肌肉较僵硬时，可以稍弯曲膝盖ⓑ。

4 向太阳式

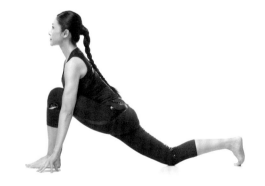

吸气，右腿向后，膝盖置于地面，左腿膝盖保持在脚踝上方，膝盖不要超过脚趾。双手置于左腿两侧，保持脊椎的伸展，感受脊椎与大腿前侧伸展的能量。

5 平板式

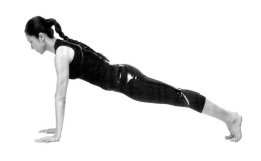

动作做法： 保持呼吸，身体向前伸展，用手推地，并保持背部平直，腿部向后伸展，保持膝盖伸直，收紧腹部和大腿肌肉，前脚掌着地，感受来自大地的支撑能量以及躯干向头部与脚跟方向的伸展。

初级练习者在这里可用下犬式过渡到平板式，这样可以减少身体和呼吸的压力。

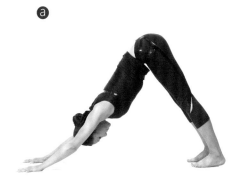

a

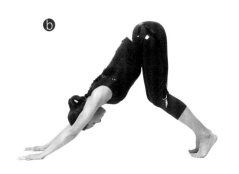

b

下犬式

动作做法： 吐气，双腿向后，保持两腿分开与髋同宽，双腿伸直**a**，保持背部伸展，腹部收束，双手分开与肩同宽支撑于地面，十指张开于地面。

呼吸方法： 喉式呼吸。

动作提示： 这是一个较难控制、但是在Vinyasa中利用率最高的体式，因为双手着地，练习者要学会在体式中很好地控制身体：手掌、脚跟下压，手腕以上、大腿后侧向上延伸，控制肩膀下压并有上提的力度，同时扩张胸部与后背。如果身体一味下压，反而会造成手腕压力过大的现象，所以脚跟下压的同时，尽可能加强身体向上延伸的意识。这是一个同时感受能量向下与向上对抗、平衡最好的体式。

简化体式： 当脊椎和腿部比较僵硬时，练习者可适当弯曲膝盖来达到脊椎平直延伸的状态**b**。

动作功能： 可以延伸整个躯干，缓解心率和呼吸，使人有安宁、稳定感；使人拥有美丽的背部、胸部、腿部线条的同时拥有安宁、平和的气质。

6 膝胸式

动作做法： 吐气，手臂弯曲，靠近身体，膝盖、胸部和下颌靠近地面，收紧腹部 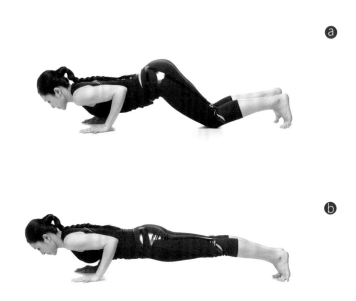。

动作提示： 不可将所有重量完全压在下颌与胸部，身体向下的同时应尽量用手推地。

动作功能： 伸展脊椎并强化手臂力量，让身体拥有健康、美丽的曲线。

强化变形： 弯曲手肘，保持身体与地面平行，让整个身体伸展挺直 ⓑ，从而加强手腕和手臂的力量，消除手臂赘肉。

ⓐ

ⓑ

7 眼镜蛇式

动作做法：吸气，身体向前推，脊椎向前、向上推起，保持双腿与耻骨着地，腹部靠向地面，双手手臂微曲。感受脊椎延伸的能量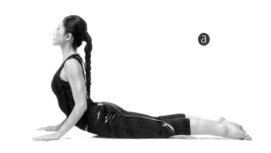。

呼吸方法：喉式呼吸。

动作提示：脊椎向上伸展，向后弯的同时，应尽量向上伸展胸椎，并收紧腿部和臀部以减轻腰椎的压力。

强化变形：弯曲右腿或左腿来加强脊椎的伸展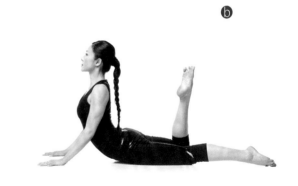。

简化变形：练习者可以根据身体的柔韧性来减少身体后弯的程度，手的位置可向前移；初学的练习者或背部有损伤的练习者，可以将双手手肘置于地面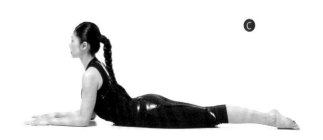。

动作功能：加强脊椎的柔韧性，同时扩张胸部。对于轻微腰椎间盘突出的人来说是一个十分有效的辅助治疗的体式，也是帮助获得优美脊背的体式。

8 下犬式

9 向太阳式

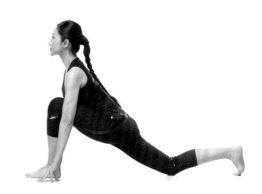

10 前弯式

11 山式

12 站立式

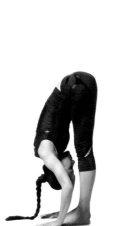

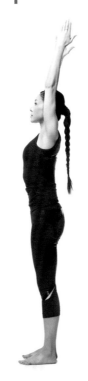

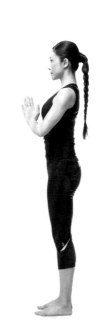

换边重复上述1～12的动作，完成一套完整的拜日式练习。

四、了解自己的能量特质

阿育吠陀（Ayurveda）养生学认为，我们的身体如整个宇宙一般包含五种元素：水、火、土、风、空，而由这五种元素所构成的能量或者体质被称之为督夏（Dosha）。这种能量又被分成三种类型：风型、土型、火型，这种能量也正是决定人的体态、体质、性格的重要因素，因此，每个人都是独一无二的。这个概念和西方医学中的基本体态相似，即纤瘦型、肌肉型以及肥胖型。人们需要平衡体内的风、火、土的能量才能显示出健康、轻松的状态。

随着四季的变化，年龄的增长，人体中这三种能量也会发生改变，每个人的身体中都会有一种比较主导的能量特征存在，也常常会有另一种或两种能量特征伴随。季节的变化会使每个人的体质发生非常微妙的变化，人们应根据自己身体的变化特点来调整生活节奏、饮食或者作息时间。

同时，阿育吠陀（Ayurveda）认为，我们的体质也会受我们的精神影响，因此利用瑜伽来平和心态也是印度养生学中非常主要的一部分。我们可以对照一下自己的特点，找到自己目前的体质状况，这是一个有意思的对照，每个人往往都会同时有不同特质的表现，甚至体质每天都有微妙变化。

在不同的季节，不同特质的能量会影响我们的身体，因此，我们要多关注体内的平衡元素。每个人不同的特质对外在的需求也不同。

Ayurveda是印度养生学，也叫阿育吠陀生命学说，是世界上最古老的生命学说之一，它崇尚自然疗法，与中国古老的养生之道有着异曲同工之妙。它集瑜伽、针灸、按摩、冥想、精油、草药等一切自然元素于一体，是一种由里到外改善身体与心灵的养生方法。

1. 风型体质

主要特征

　　身材瘦弱、苗条、骨感，较高或较矮，容易失眠、多梦，性格忧郁，比较容易恐惧，好动，记忆力较差，语速快，健谈，具有很好的创造力。

瑜伽练习方式推荐

　　尽量选择动作较慢的练习方式，多做加强腿部力量的动作；要多休息，不要过劳，多练习腹式呼吸；多听安宁、平静的灵性音乐。

　　风能量主导行动，如人体运动、心跳、内脏的蠕动及收缩等行动力。

2. 火型体质

主要特征

　　身材中等，容易有肌肉线条，睡眠好，比较容易生气，天生好斗，记忆力好，食欲好，言辞激烈，有说服力，有领导力。

瑜伽练习方式推荐

　　多练习前屈以及打开髋关节的体式，加强柔韧性的练习；多做平衡能量的呼吸，如交替鼻孔呼吸法；多听柔和、浪漫风格的音乐。

　　火能量的作用：是储藏于身体内的力量，主管身体新陈代谢的能量，它可以把体内的固态物质转化为液态或气态，提供消化力、思考力。

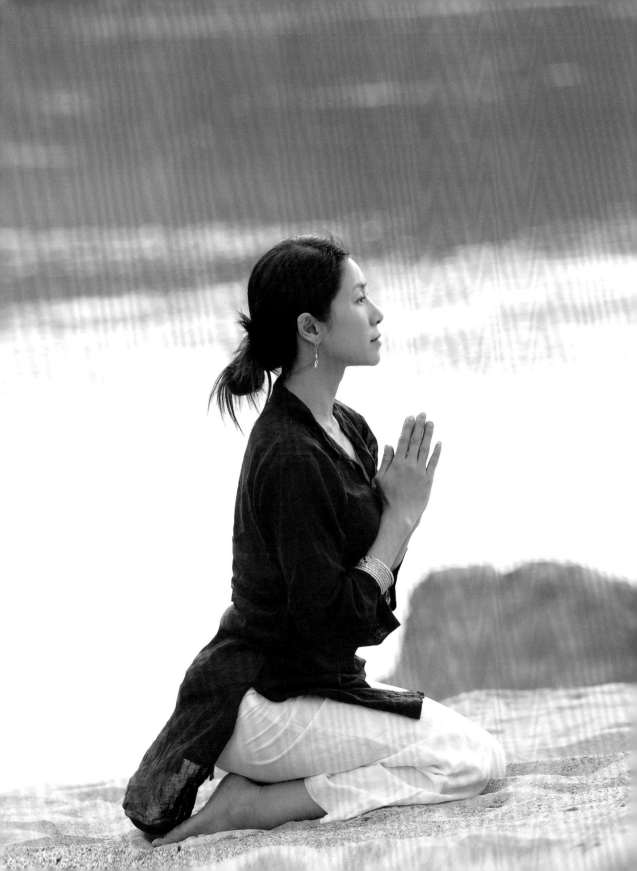

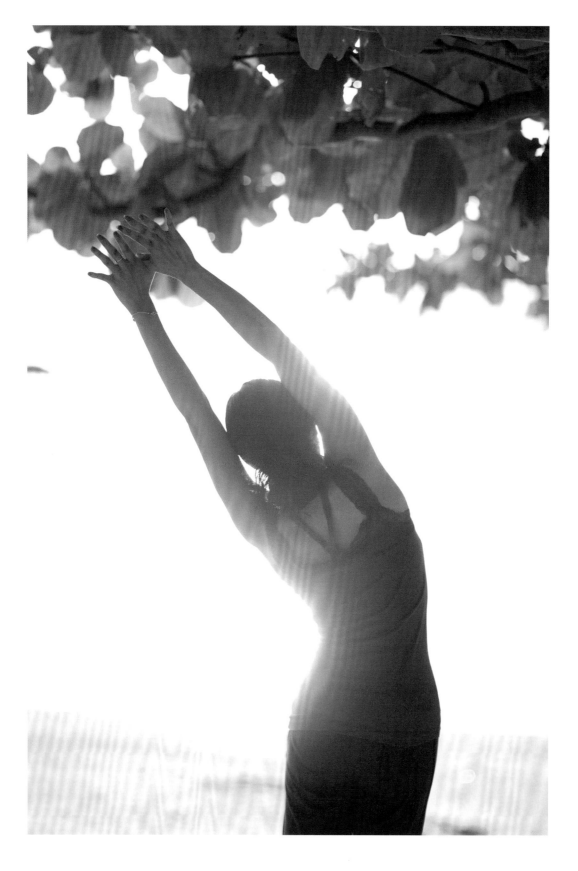

3. 土型体质

身材较胖，粗壮，不易练出肌肉线条，睡眠深，少梦，不易醒，性格比较平静，比较容易满足，记忆力慢但比较持久，语速慢，沉默寡言，不爱运动。

瑜伽练习方式推荐

应选择动作稍加快一些，使能量提升，使人振奋起来的练习方式，要多做打开上半身，如肩、胸部的体式；休息的时间不要过长，可多练习胸式呼吸；多听有节奏、活跃的音乐。

土能量主导身体于意识的稳定，形成身体内肌肉、骨骼的稳定力。

根据阿育吠陀（Ayurveda）养生学，人的特质非常复杂，每一种特质背后还隐藏着更多不同的特质。在这里我们只是更多地了解我们的主导体质特征，加强对于我们自身的认知意识。当我们养成常常观察自己的习惯后，才能根据自己不断变化着的特质来调整每天的瑜伽练习，从而获得更多的益处。

我们需要非常有觉知地观察自己体质特征的变化，也要明白看似都是相同体质的人们也会因生命体差异而有不同的体现和性格。因此生命学科不是简单的表象，我们需要借助瑜伽或者其他工具慢慢向内探索。在这里，我们只做简单的介绍和说明。

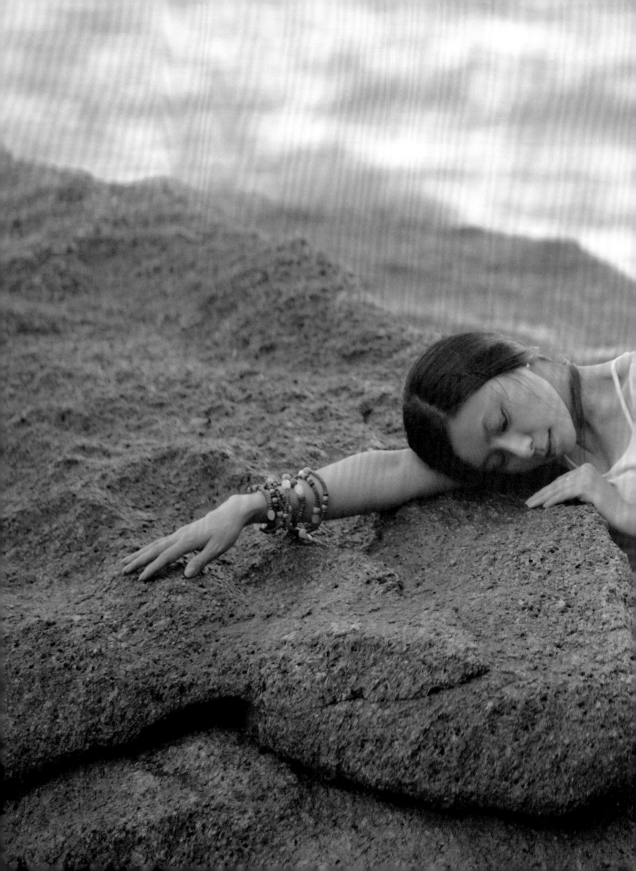

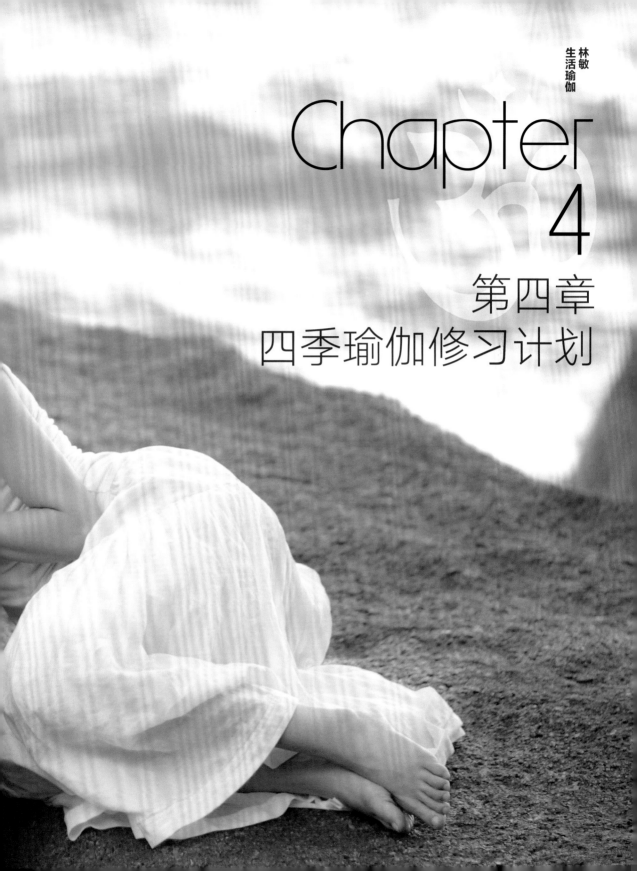

Chapter
4

第四章
四季瑜伽修习计划

我们的身体会随着四季的变化而变化，根据《瑜伽经》的描述，人体每12年就会全部更新一次。因此，我们可以根据季节和身体的变化来制定自己的瑜伽计划。

每一季的练习时间：15～20分钟。

我为朋友们推荐四组练习，每一组体式都根据四季环境和人体变化的特点来设计安排。这些内容是在我的课堂上和学员们分享过的一些练习，通过我和学员们长期的体会，这四组动作简单但十分有效。每一季的瑜伽练习可以根据自己身体变化特点来做适当调整，如可以从动作节奏上做改变，也可以根据个人需要来加减动作。但切记：不可以超越自己的极限，只需做到让体式舒适、稳定、连贯。

在这里我很想告诉大家：虽然在这里做的四季瑜伽计划是瑜伽垫上的练习，但瑜伽垫之外的行动与思想是影响我们每日生活最重要的因素。

如果把人的寿命按照80岁来计算：0～20岁是春天；20～40岁是夏天；40～60岁是秋天；60～80岁是冬天。你现在正处在哪个季节呢？要相信无论你目前处在哪个季节，都能找到自己最美的状态，因为每个季节都是美丽的，最重要的是，你是否能看到自己的美丽。我常常告诉我的朋友们：开始瑜伽吧，你的年龄就会停留在开始瑜伽的那一天！这不是广告词，真正用心练习的人们能感觉到，瑜伽会让我们变得年轻——我们的身体、心理、精神都变得年轻。我们会生活得更加快乐、美好！我们能把这种"年轻、美好"的感觉带给我们身边的朋友、亲人。所以就从现在开始瑜伽吧！

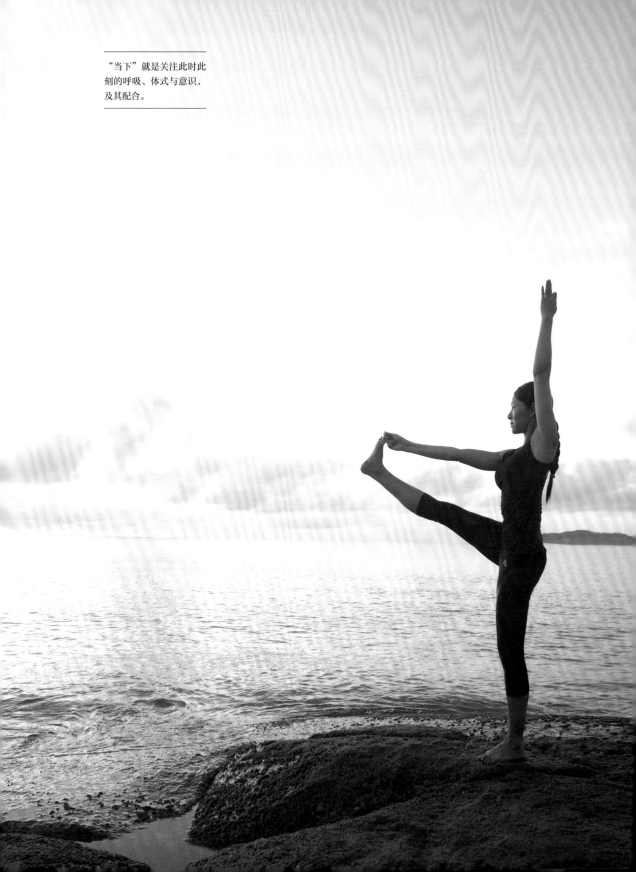

"当下"就是关注此时此
刻的呼吸、体式与意识，
及其配合。

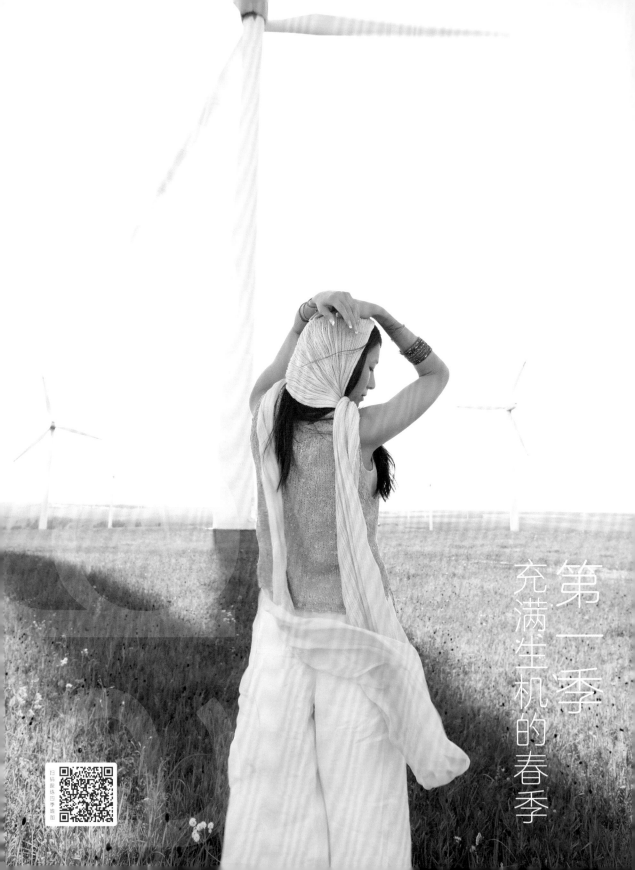

第二季
充满生机的春季

一到春天，人的心情自然会随着天气的变化转暖，看到周围干枯的树枝开始慢慢变绿的样子，大家的心情不由得一天天开朗起来。

这是充满希望的季节，就像孩子一样无邪、纯净，对于大自然来说，春天充满了魔力，一切都在慢慢变暖、变柔和；对于我们来说，从冬天到春天，身体还常常觉得沉重，为了好好享受美丽的春天，让我们带着孩子一样的美丽心情开始这一季的瑜伽吧。

本季瑜伽计划

做好热身练习

热身在任何训练中都很重要，而在这一季的练习中尤为重要和突出，经过了一个冬天的闭藏，我们的身体犹如一部精密的机器，需要重新保养、启动，每个关节就像机器的螺丝、零件，都要涂上润滑油。而热身练习就是给身体涂润滑油的方法。为大家设计的关节热身包括了身体主要关节的练习，如肩部、髋部、脊椎、膝盖、脚踝、手腕等，这些关节都是连接我们身体骨骼、肌肉最为重要的部分。

我们常常可以体会到，当一个小小的关节出问题，可以影响许多块肌肉和韧带的正常功能，所以就从这里开始我们的瑜伽之旅吧！

春季练习计划特征

这个季节的瑜伽计划，能让身体同时产生两种不同的"热"能：外在与内在的热。外在的热能我们能很容易感受得到，如发热、出汗。我们暂且用英文中的"heat"来形容；而内在的热能我们用"fire"或者梵音"agni"来表达。前者更为直观，而后者更加能代表内在的能量与精力。这一段时间的练习，我们要注重身体两种热能的激发，从而让人由里到外能感受到温暖、轻盈，使人的意识更加清晰、敏锐。因为这一季是最好的排毒季节，我们会注重清洁的习练，清洁体内的垃圾与消极精神状态。建议多做腹部收束的练习，是一种传统的清洁练习。

安全提示：由于关节是身体里较为脆弱和容易受伤的地方，因此在练习时动作应柔和并配合呼吸，由慢到快。

1 髋关节（转髋）

动作做法： 站立，双腿分开与肩同宽。双手放髋部，转动髋关节，顺时针和逆时针各转6~8次。

动作功能： 加强髋关节的柔韧性，消除身体疲劳和僵硬感，加强肠胃蠕动，增进消化功能；可以消除腰腹多余脂肪。

2 肩关节（绕肩）

动作做法： 站立，双腿分开与肩同宽，双手轻轻握拳ⓐ。吸气，双手交叉向上伸展ⓑ；吐气，双手臂向后画圈落下。重复体式6~8次，然后向反方向做同一动作。

动作功能： 加强肩关节的柔韧性；消除肩膀与大臂的赘肉，使人拥有美丽、紧实的手臂与肩膀。

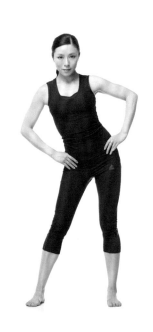

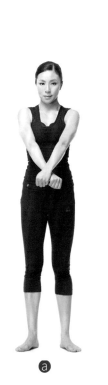

ⓐ

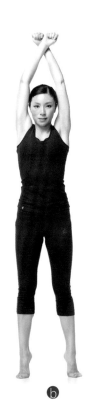

ⓑ

3 脊椎（前弯后弯）

动作做法：站立，双腿分开与肩同宽，双手
放在腰部两侧。吸气，伸展身
体；吐气，身体前弯成90度，保
持背部平直ⓐ；吸气，身体后弯
ⓑ。重复体式6～8次。

动作提示：初学者或者背部和腿部比较僵硬
的练习者，可微屈双膝，但保持
脊椎伸展。

动作功能：可加强脊椎柔韧性，消除脊椎僵
硬；使后背的线条优美，并能有
效消除背部赘肉。

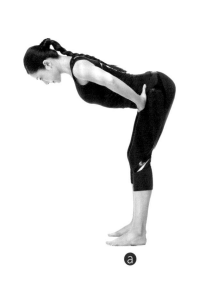

ⓐ

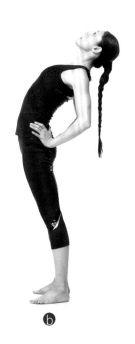

ⓑ

4 膝关节（蹲起练习）

动作做法：站立，与肩同宽，保持脊椎向上伸展，吸气，下蹲，大腿弯曲保持脊椎向上伸展，双手手臂向前ⓐ；吐气，还原站立。重复体式6～8次。

呼吸方式：喉式呼吸。

动作提示：弯曲腿部时，膝盖不能超过脚趾，初学者，弯曲的程度按照身体的柔韧性决定。

动作变形：可以尝试深蹲，然后站立 ⓑ。有的人会觉得这个动作更容易，但是对于关节柔韧性不太好的人，会觉得有一些挑战。

动作功能：加强膝关节和髋关节柔韧性，同时强化腿部机能；消除腿部赘肉，使腿部线条紧致、健康。

5 拜日式

可重复练习拜日式3～6次。

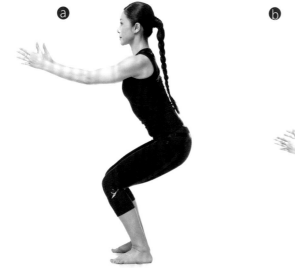

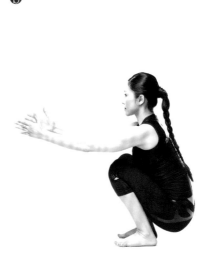

6 三角式

动作做法：站立山式开始，两腿大大分开，左脚指向左边，右脚向内扣，保持骨盆中正位置。
双手臂向两侧伸展并扩张胸部，吐气，身体向左侧弯，左手置于左腿后侧的地面，向上转动头部看右手，脊椎延伸，保持呼吸3～6次。手臂伸向天空的同时，感受整个身体右侧的伸展ⓐ。

还　　原：吸气，回到中立位置，吐气，脚趾转回前方。换边重复。

动作提示：骨盆保持中立位置。在三角式中启动腿部的力量十分关键，尽量保持腿部有力的伸展。在保持动作的过程中，膝关节和踝关节不应有压迫或者疼痛感。

简化变形：保持体式时，可将手放在腿上而不是地上，减少身体侧弯时的压力，便于更好地调整身体和呼吸ⓑ。颈椎有不适感时，可以转动头部看向前方或下方。

动作功能：加强腿部机能，消除腿部的僵硬感；增强脊椎柔韧性，扩张胸部，加强身体稳定感；消除身体侧面多余脂肪，使人体态轻盈。

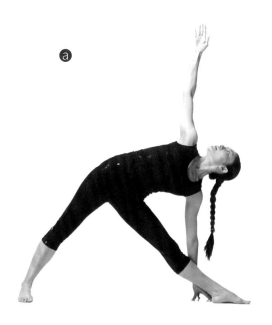

ⓐ

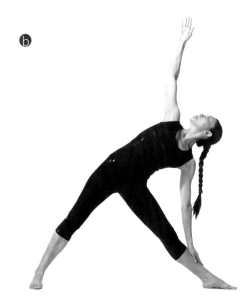

ⓑ

7 树式

动作做法：站立式，左腿站立，右腿弯曲，右脚脚掌置于左腿大腿内侧，双手合十于胸前ⓐ。调整呼吸，双手臂慢慢伸展至头部上方，保持6～8次呼吸ⓑ。可以保持双手在胸前的位置，上面的脚可以放在支撑腿的小腿位置或者脚背。

还　　原：双手回到胸前，放松右腿，换边重复动作。

动作提示：单从外形来看，双手合十向上伸展，犹如树枝伸向天空，吸收大自然的能量，它代表人与大自然宇宙、人与天的联结；脚部保持平衡，稳稳站在地面，犹如树根扎向地面，吸收来自大地的生命能量，它代表着人与地的联结。为了保持平衡，人们需要调整呼吸，使身心稳定，方能稳稳定于地面。因此，树式能使我们拥有如树一样美丽、挺拔的身体，也给我们如大树般坚忍不拔、积极向上的精神。

强化变形：可以试着慢慢抬头向上看，并保持更多次的呼吸时间ⓒ。

动作功能：加强身体平衡，强化膝关节；使人安宁、平静；使人拥有挺拔、优雅的体态。

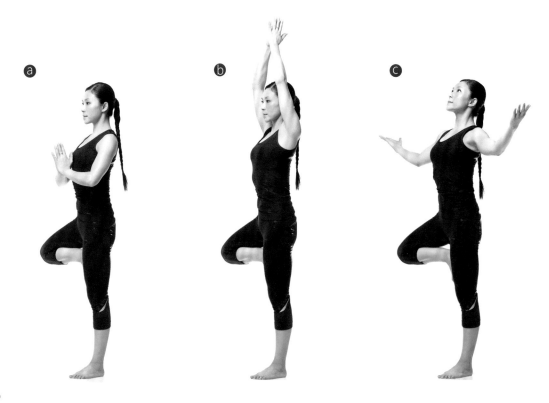

8 舞蹈式

动作做法：站立式，右手抓住右脚脚背或者
脚踝，吸气，左手臂向上伸展到
头部上方。吐气，手臂向前伸展，
同时右腿向后和向上伸展**ⓐ**。保
持呼吸6~8次。感受身体的平衡
与稳定感，同时也能感受到身心
的轻盈。

还　　原：吐气，慢慢收回腿部和手臂，恢
复到站立式，换边重复体式。

动作提示：注意保持骨盆的中正位置，当腿
部向后和向上拉起时，确保膝盖
和髋部不要向外掀起；如果膝关
节不舒服或者超伸的练习者，在

保持平衡时，支撑腿可以保持适
当弯曲的状态，这样可以更好地
启动腿部肌肉的力量，保护关节，
避免关节超伸带来的运动伤害。

强化变形：可将手置于髋部或将手指置于地
面**ⓑ**，并继续向上伸展髋部和腿
部，也可试着用双手抓住后面的
脚，尽量将脚靠近头部**ⓒ**。这是
一组比较强烈的伸展动作，对于
练习者肩膀、髋关节和脊椎的柔
韧性都很有挑战性。

动作功能：改善身体平衡感，强化全身关节，
加强身体的柔韧性。

ⓐ

ⓑ

ⓒ

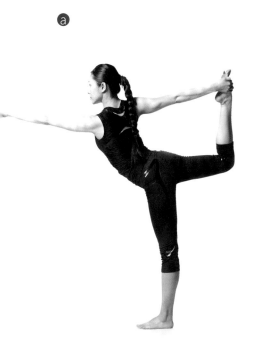
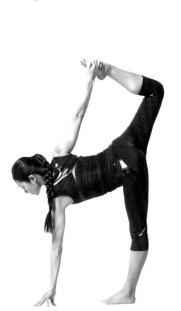
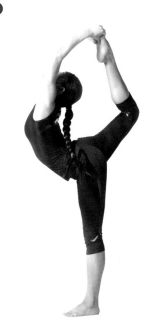

9 幻椅式

动作做法：站立式，吐气，弯曲膝盖，手臂向上伸展，保持呼吸3~6次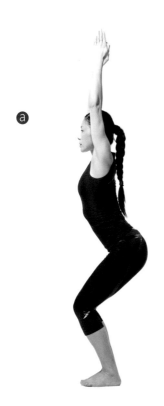。感受腿部来自大地的支撑与脊椎向上伸展的力量。

还　　原：吸气，双腿伸直，双手还原到身体两侧。可重复体式2~3次。

动作提示：练习时要注意尾骨向下，臀部向下好像坐在椅子上，而不是向上翘臀，同时注意收紧腹部肌肉，根据自己身体的状态来调整膝盖弯曲的角度，量力而行，膝盖不可超过脚趾。

简化变形：弯曲膝盖时，可保持双手臂向前伸展，也可靠墙来完成体式，双膝弯曲幅度小一些。

强化变形：可做幻椅扭转的体式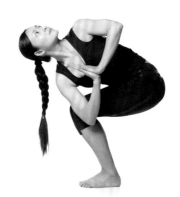：双手合十，手臂在腿部外侧，身体扭转，伸展脊椎。

动作功能：美化腿部，强化腿部、背部以及心脏机能。

10 坐式简易扭转式

动作做法：简易坐开始，保持脊椎向上伸展，右手置于左腿外侧，左手置于身体后侧地面，吸气，身体向上伸展；吐气，身体向左向后扭转，保持呼吸3~6次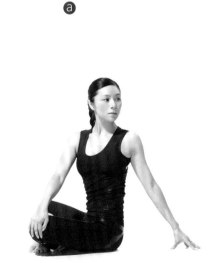。

还　　原：吸气，慢慢收回手臂，吐气，回到简易坐。换边重复体式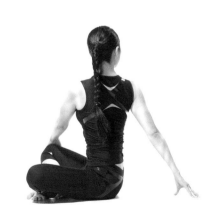。

动作提示：在动作过程中，保持骨盆稳定，扭转的过程中一定要注意呼吸与动作的配合，吸气时伸展，吐气时扭转。

动作功能：消除腰背的紧张，加强脊椎柔韧性，缓解身心压力，加强身体免疫能力；消除腰腹多余赘肉，使人轻盈、苗条。

ⓐ

ⓑ

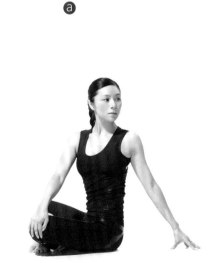

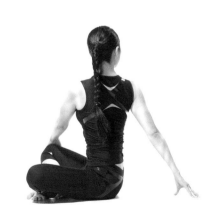

11 坐式单腿背部伸展式

动作做法： 正坐，左腿向前伸展，弯曲右膝，右脚置于左腿大腿内侧ⓐ。吸气，双手臂向上，伸展脊椎ⓑ；吐气，身体向前弯，双手抓住左脚，腹部靠近大腿，脊椎继续向前伸展，扩张胸部ⓒ。保持体式呼吸3～6次。喉式呼吸。

还　　原： 吸气，双手臂向上，抬起上身，吐气，双手还原到身体两侧，右腿向前伸直放松，换边重复动作。

动作提示： 当身体向前弯曲时，不是一味将头部靠近腿部，而是尽可能伸展脊椎，使腹部和胸部靠近大腿；并保持骨盆中立位置，保持向前伸展的脚不要向左或者向右倾，因为这样会影响腿部的伸展方向。

动作功能： 这是一个加强腹部内脏机能的体式，刺激消化，强化背部，改善肝脏以及肾脏功能，同时对于患有前列腺增生的人来说是一个非常好的体式;这也是一个美化腿部与后背的体式，可以有效消除腹部和背部的赘肉。

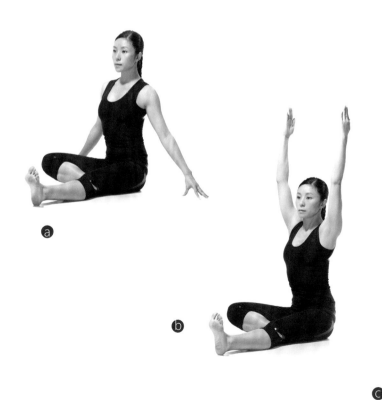

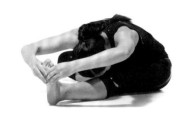

12 瑜伽放松术

ⓐ 仰卧，左手置于胸部，让胸部自然放松，右手置于腹部，吸气时腹部向上推起，吐气时，腹部下沉，腹部的起伏像湖面的波浪，轻柔而缓慢，6~8次呼吸后，保持这个呼吸。

ⓑ 双手臂、双腿稍分开，掌心向上，手指放松但卷曲，深深吐气，让身体沉向大地，感觉来自大地强有力的支持与稳定，让所有的疲劳、紧张、烦恼深深地沉入大地，感受释放之后的安宁；吸气，让所有的精力回到身体；再次深深吐气，让身体继续释放压力。然后依次从头到脚放松全身，再将注意力放回呼吸，完全放松整个身体，由里到外彻底放松。

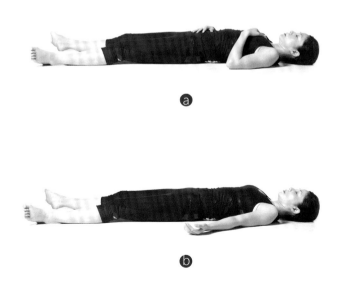

ⓐ

ⓑ

阿育吠陀养生建议

春天是土型能量主导的季节，如果土型特质在平衡状态时，你会觉得身体稳定、强健、安宁，如果不平衡，你可能会觉得困顿、心情沉重、沮丧。你有可能出现四肢沉重、体重增加、体内湿重。在这个季节调整土型特征的平衡十分重要，因为在冬天积累的过多土型特质在春天来临时容易引发各种疾病。这些与土型相关的疾病多为：呼吸系统相关的症状，鼻腔干燥、过敏、打喷嚏、鼻塞、感冒等。因此，在这个季节应该让体内的能量活跃地流动起来，身体也可以有更多活跃的动作，在身体里创造出更多的"空间"来，让身体更加舒展、轻松。可以多练习喉式呼吸（Ujiayi）来加强内在的空间能量。

春季可以选择户外瑜伽，但花粉过敏的人就要比较小心一些。在家练习也应把窗户打开，做好通风。但雾天时，空气污染较为严重，对有呼吸系统和心血管病的人来说更是雪上加霜；大风天使人疲劳、烦躁、精神压抑，所以雾天和大风天要避免在户外练习。

春季这样保养自己

饮食

多吃时令的蔬菜、水果。多吃素食，以清淡、深绿色菜为主，以消除冬天因御寒而积存的过多的热量。带苦味的青菜是不错的选择，可以消除内热。早餐或者晚餐时间不要吃太多，避免进食过多。阿育吠陀养生学主张吃熟食，熟食经过烹调较为湿润、柔软，便于消化和吸收；进食冰、冷食物或饮料，高热量、油重的煎炸类食物，不但不能做好身体内的清洁工作，反而增加了身体的负担，造成消化不良。印度养生学中，消化不良或许有先天或者老化造成，但如何智慧地养成良好生活习惯是关键。进食不规律、吃不适合的食物、食物的错误搭配、在不对的时间进食都是造成消化不好的原因。

春天是生发的季节，经过一个冬天，身体积累了过多的土元素，这时应该在饮食上减少一些土元素的摄入，根据印度阿育吠陀养生学的理论，大多数土元素

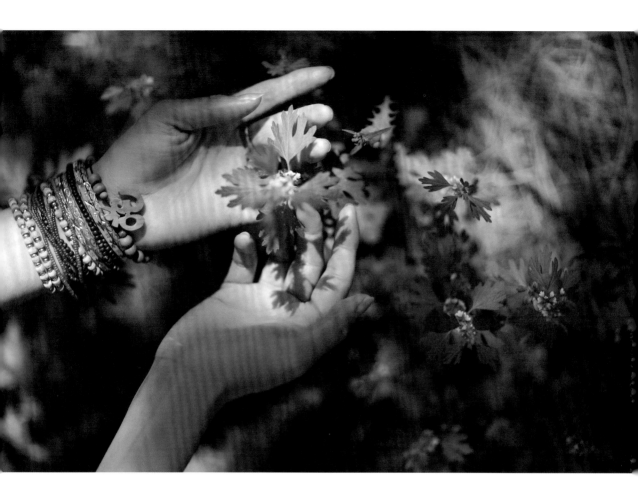

食物特点为：黏稠、淀粉含量高、味甜，容易给身体带来饱胀、沉重感，容易使人增肥。这类食物主要包括根茎类如：马铃薯、甘薯、山药等；淀粉类如：小麦、大米等。多吃多纤维的绿色蔬菜，还可以摄入苦、微辣的食物，帮助身体消耗掉过多的土元素。另外，热姜茶、蜂蜜水也有助于提高消化力。

　　春天是排毒的好季节，可以在做清洁"身体垃圾"的计划时，多喝姜茶和蜂蜜水。此外，果汁禁食法（以喝果汁为主的禁食法）也是很不错的选择，蔬果汁中含有丰富的纤维素，可以帮助清理肠胃，而且还包含各种维生素和矿物质，对养颜美容和健康也都有好处。禁食一日可选择的蔬果汁很多，可以根据自己的身体状况加以选择。

每个人的体质不同，尽量按照身体特点来调整饮食。许多人在这个季节开始减肥，其实不能盲目地听从别人的建议，我们的身体会告诉我们一些信息，一定要尊重。

当你决定开始减肥时，应该明白我们并不是以减重为目的，更重要的是减少身体多余的脂肪。禁食的方法常常以丢失水分和肌肉为代价，并不能维持长久；不吃谷物的低碳高蛋白饮食（如生酮饮食）并不可取，长期食用高蛋白饮食对健康十分不利。无论如何，减肥时每天的能量摄入也不能低于1200kcal，应注意保持蛋白质、脂肪和碳水化合物的比例平衡。减肥速度以每月减少2~4kg为宜。

无论如何，真正最有效的减肥方法，仍是选择均衡、健康和规律的饮食。

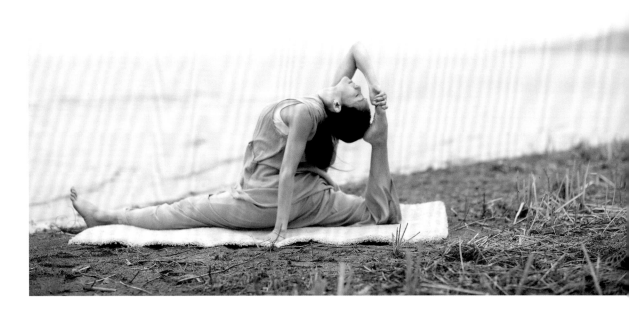

睡眠

春天适合早睡早起，人们常说：春困秋乏！因为春天比冬天的夜晚要短，所以人们自然容易犯困，加之白天暖暖的阳光，照得人身体懒懒的，让人觉得心情特别放松。身心还没有从"冬眠"的状态里完全"醒"过来，藏在身体里的沉睡能量需要慢慢被唤醒，因此我们的身体需要慢慢适应温暖的阳光和春风。印度的养生学建议白天尽量少睡觉，可以选择安静冥想或者做适量瑜伽来保持头脑清醒。

皮肤

春天是皮肤容易敏感的季节，对于敏感体质的人们来说，春天是个又爱又恨的季节，天气多风、干燥，所以保持皮肤清洁、湿润是这个季节的首要任务。保持皮肤湿润，也是防止过敏现象产生的重要手段。印度养生专家比较建议人们在这个季节尽量使用温水洗澡，并用天然的橄榄油和天然保湿护肤品。选择户外瑜伽的人要注意防晒，记得涂好防晒油再出门练习。

橄榄油的涂抹方法：清晨，在瑜伽之前，用橄榄油涂抹全身以及头发，并加以适当按摩，然后你可以习练瑜伽或者冥想半小时左右，直至橄榄油被充分吸收，最后用温水洗净。每周可以这样做2～3次，皮肤非常干燥的人可以每天都这样做。

情绪

春天是养肝护肝的季节，而肝主情绪，所以在这个季节保持心情轻松愉快就是养肝的最好方法。平时多做户外运动，可以选择与家人或者朋友们结伴出外踏青，让身心放轻松，为肝做排毒。时时保持内心的安宁与平静就是快乐生活的源泉，让心像春天一样充满阳光，让心情像孩子一样快乐美好。

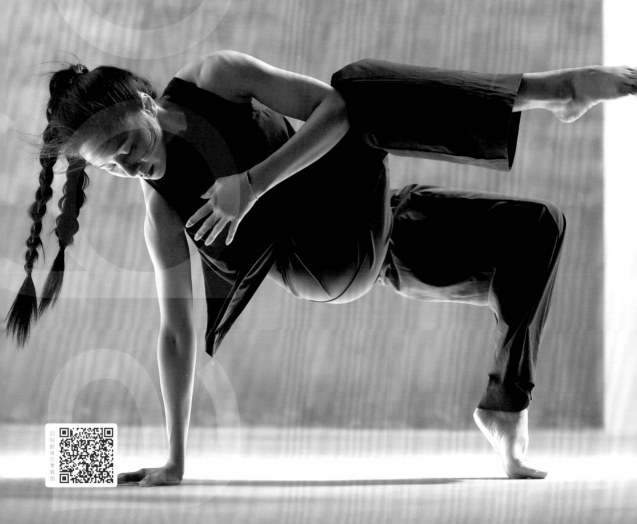

春天过后，热情的夏天到来，人们的生活和工作热情也越来越高。这个季节，鲜花绽放得更加鲜艳，树枝也越发茂盛，小动物们也开始要"换装"脱毛了。这是人们工作和学习更加努力的季节，春天开始的工作和学习计划，到了夏季也都开展得红红火火，人们的心中充满了热情与期待。

本季瑜伽计划

在日常练习里，我常在这一季练习Vinyasa（体式配合呼吸如流水般连贯进行的练习）课程。我们将下犬式—平板式—膝胸式—眼镜蛇式—下犬式连贯起来的，或者平板式—俯卧撑—上犬式—下犬式连贯起来的动作称为Vinyasa。Vinyasa的练习流程使练习者很快能感受到体内的热能，是夏季的最佳排毒练习。从某种意义上来说，瑜伽体式就是对脊椎的练习，每一个体式都有脊椎的参与；每一个姿势都是核心（腹部）的训练，每一个体式也都有核心能量的参与。夏天时人们更希望自己有一个看起来紧实、漂亮的腹部，在我看来，Vinyasa的流程练习，便是同时训练、激发热能和核心能量的最佳方式，同时也是塑造腹部美丽线条的最好方式。

夏季练习计划特征

这一季Vinyasa流程练习使人产生热量，也同时训练人们在流动的动作中保持稳定与安宁，它是一种让人们能充分感受"动中求静"的训练方式，连贯的动作也使练习者通过体式与呼吸的有机结合，让动作看起来如行云流水。伴随着美丽的节奏，这种练习让练习者更加深入地探索身体的内在感受，更能体会身体、呼吸与意识相互影响、相互依存、相互联结的感受，同时在炎热的夏天通过练习能真正体会内心安宁的感受。练习者可以按照自己身体的状况来调整动作的节奏，可慢可快；动作熟练之后，可以在更长的时间里完成这套动作，也可以在更短的时间内完成。在练习过程中，尽量将吸气和吐气的长短控制在一样的时间里，整套动作可用喉式呼吸完成。

1 站立山式

动作做法：山式站立，双手合十，吸气，两手臂向上伸展，让身体伸展，创造空间，同时感受来自脚部的稳定感和手臂向上的伸展感。

动作提示：站立时，我们需要同时启用身体的肌肉与内在能量，但身体要有控制，不可太紧或者太松。

动作功能：能有效地调整身体，保持脊椎的正确伸展，有利于整个身体的内脏系统，使人身心轻松，舒缓紧张抑郁情绪。

2 前弯式

动作做法：吐气，身体向前弯，既可双腿伸直，也可稍弯曲膝盖ⓐ，手置于地面，也可抓住脚踝ⓑ。

动作功能：伸展腿部与脊椎，舒缓紧张抑郁情绪，放松大脑。

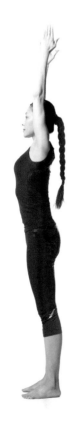

ⓐ   ⓑ

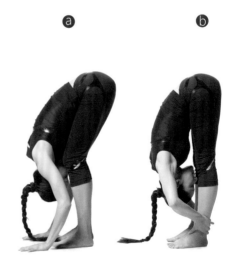

3 站立背部伸展式

动作做法：吸气，指尖着地，向上伸展胸部并保持背部平直，腿部伸直或弯曲双膝。

动作功能：可强化脊椎，消除腰背和经期腹部的疼痛。

4 下犬式

动作做法：吐气，双腿向后，脚跟下压，伸展整个脊椎与大腿后侧 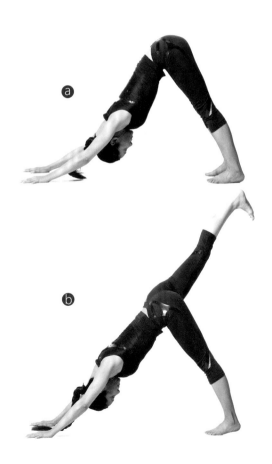ⓐ。也可保持膝盖弯曲。

强化变形：保持体式时，最大限度地延伸体式，可将双脚并拢或可做单腿向上抬起并向上延展的体式。抬腿时，继续保持骨盆中立位置，保持腿部强有力的伸展 ⓑ。

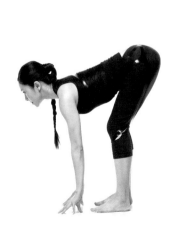

5 平板式

动作做法：吸气，身体向前推，双手臂与地面垂直，腹部收束，伸展腿部与脊椎ⓐ。

动作提示：保持体式时，双手与地面垂直，手掌推地，让胸部远离地面，保持好身体正确排列：骨盆中正，腹部收束，头部、上半身与腿部应在一条直线上。

强化变形：可以单手支撑于地面做侧平板式ⓑ。

动作功能：强化脊椎、腹部与腿部，加强手臂与肩膀的力量；使人身体紧致，保持年轻体态。

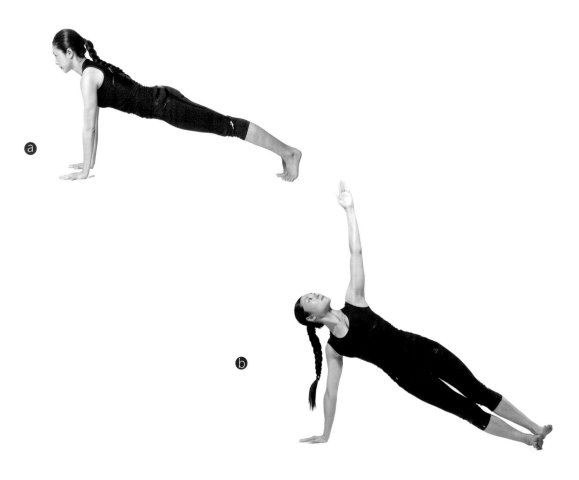

6 支撑式

动作做法：吐气，弯曲手肘，靠近胸部，保持身体跟地面平行，让整个身体伸展挺直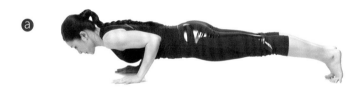。

动作提示：保持体式时，胸部要尽可能向前伸展，手肘不要向外打开，否则会影响手臂支撑地面的力量。重心不能过分向前，以免影响腿部和腹部的力量，从而给手腕增加不必要的压力。

简化变形：将膝盖弯曲置于地面，可以降低动作的强度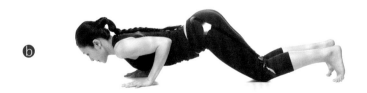。

动作功能：加强手腕和手臂的力量与柔韧性，同时加强腿部与腹部的机能；消除腹部与手臂多余赘肉，使人精力充沛。

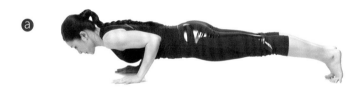

ⓐ

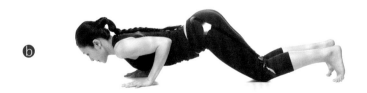

ⓑ

7 上犬式

动作做法：吸气，身体向前并向上推起，使手掌置于髋部下方，脚背着地，保持脊椎、腿部伸展。

动作提示：手掌的位置是关键，手臂垂直于地面，手掌、腿部和臀部过分放松会给腰部造成压力。

动作功能：强化脊椎，能消除背部僵硬感，尤其对于腰椎间盘突出的人来说是值得推荐的体式；加强胸部扩张、增加腹部内脏血液循环；消除手臂及其他部位赘肉，拥有美丽的身体线条。

8 下犬式

动作做法：吐气，身体向上推起，脚跟下压；吸气，抬高右腿，保持骨盆中正ⓐ，抬头，胸部向前伸展，腹部收束，保持腿部收紧ⓑ。

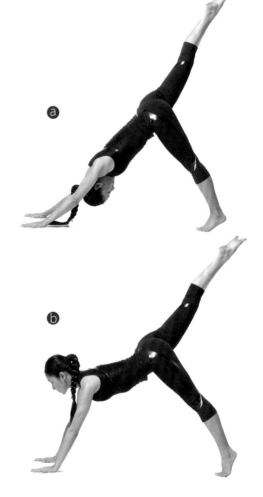

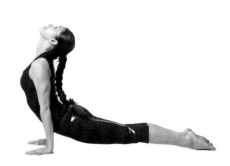

9 战士一式（右侧）

动作做法：吐气，右腿收到两手臂中间，膝盖弯曲成90度，左腿伸直，吸气，双手臂向上伸展，并同时向上伸展整个脊椎，保持左脚脚跟抬起❶，或将脚掌平放在地面。练习者也可试着慢慢抬头向上看❷，并保持身体的稳定和平衡。

动作提示：保持骨盆中正位置十分重要，双

手臂向上伸展时，胸部配合呼吸不断向上延伸。收紧腹部、臀部与腿部肌肉有助于体式的稳定与伸展。

动作功能：强化腿部与脊椎机能，使人有积极向上的感觉；美化腿部与胸部线条，使人有优雅、美丽、自信的气质。

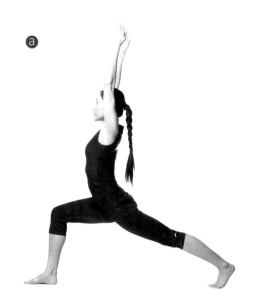
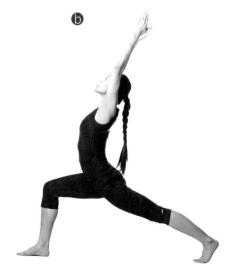

10 角度扭转式（右侧）

动作做法： 吐气，身体向右侧扭转，左脚跟抬起，保持腿部伸直，右腿弯曲90度，左手手指尖置于右腿内侧地面，右手手臂向上伸展，扩张胸部，使整个脊椎向右侧方向扭转 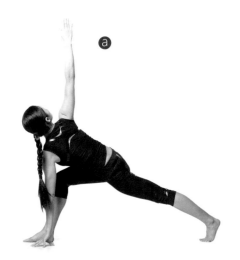。

简化变形： 可以将左腿膝盖置于地面。

强化变形： 脊椎伸展和柔韧性很好的练习者，可双手合掌，身体扭转，将手肘置于右腿外侧 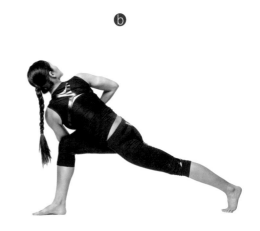，这样的体式可以加强整个脊椎与背部肌肉的扭转。

动作功能： 加强脊椎柔韧性，强化脊椎神经，每天练习可以消除脊椎的僵硬感，同时强化腿部机能，使人有轻松、愉悦感；消除腰背多余脂肪，使人轻盈。

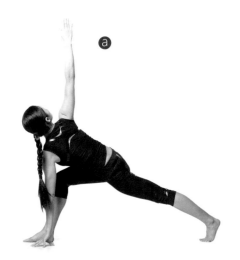
a

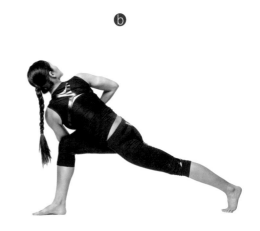
b

11

下犬式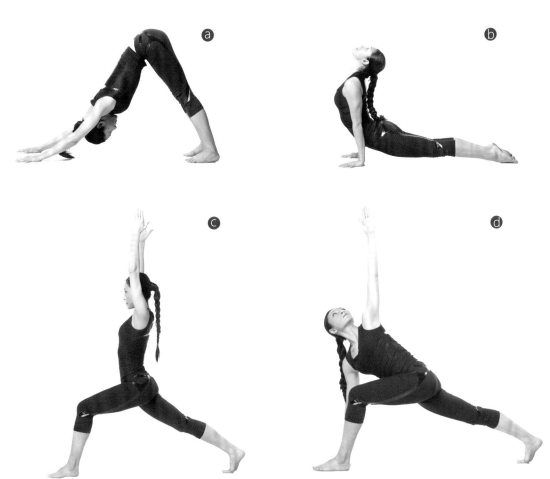a—平板式—支撑式—上犬式b

12

下犬式—战士一式（左侧）c—角度扭转式（左侧）d

13

下犬式—平板式—支撑式—上犬式—下犬式—前弯式—站立山式

1 站立山式—前弯式—站立背部伸展式

2 下犬式—平板式—支撑式—上犬式—战士一式（右侧）ⓐ

3 战士二式（右侧）

动作做法：吐气，右脚向右侧方向打开，左腿伸直，保持骨盆中立位置，尾骨向下。吸气，双手臂向两侧伸展，扩张胸部；吐气，弯曲右腿膝盖成90度，头部转向右侧ⓑ。保持呼吸3～6次。

动作提示：初学时，由于肌肉力量和髋部关节柔韧性不够，在做体式时容易出现骨盆前倾（翘臀）和膝盖内扣的现象，所以建议练习者弯曲膝盖时幅度小一点。注意启用大腿、臀部、腹部肌肉的力量。

动作功能：加强腿部肌肉，强化心脏与呼吸功能；使人稳定、专注，充满朝气、自信；塑造腿部美丽线条，使人拥有挺拔、舒展的体态。

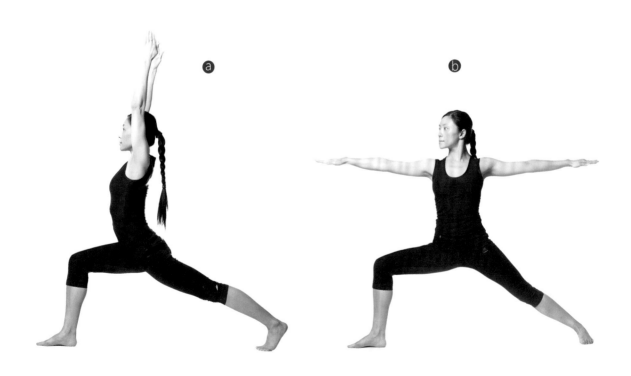

4 侧伸展式（右侧）

动作做法： 吐气，右手手指置于右腿内侧，身体向右侧伸展，左手臂向上伸展并靠近头部，保持呼吸3~6次。感受身体左侧从脚到手指尖的伸展能量ⓐ。

动作提示： 练习时，注意向上扭转脊椎，让胸部保持扩张、伸展颈部。可以将右侧手肘放在大腿上ⓑ。

动作功能： 加强身体两侧肌肉的伸展，同时强化腿部机能。使人积极向上、自信与稳定；消除身体腰腹和手臂赘肉。

5 角度扭转式（右侧）—下犬式—平板式—支撑式—上犬式—下犬式

6 战士一式（左侧）—侧伸展式（左侧）—角度扭转式（左侧）

7 下犬式—平板式—支撑式—上犬式—下犬式—前弯式—站立山式

ⓐ   ⓑ

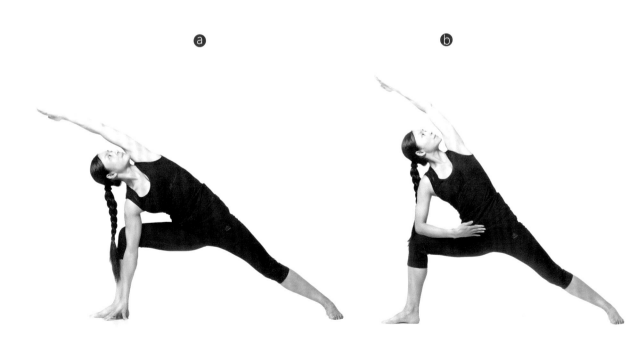

1

站立山式—前弯式—站立背部伸展式—下犬式—平板式—支撑式

2

上犬式—下犬式—战士一式（右侧）—侧伸展式（右侧）—角度扭转式（右侧）

3 树式

动作做法： 站立式，右腿站立，左腿弯曲，左脚脚掌置于右腿大腿内侧，双手合十于胸前。调整呼吸，双手臂慢慢伸展至头部上方，保持6~8次呼吸ⓐ。可以保持双手在胸前的位置，上面的脚可以放在支撑腿的小腿位置或者脚背。

动作功能： 加强身体平衡，强化膝关节；使人安宁、平静；使人拥有挺拔、优雅的体态。

强化变形： 将手臂向两侧分开，肩膀下沉，掌心向上，眼睛慢慢将视线向上找到一个凝视点，眉心放松，保持平衡而稳定的呼吸ⓑ。

ⓐ

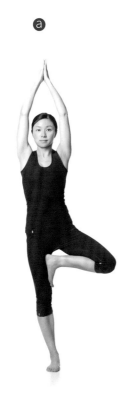

ⓑ

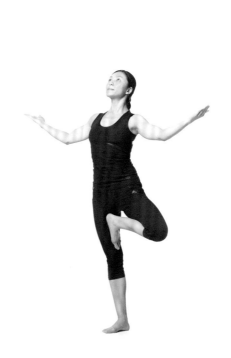

4 战士一式（右侧）—下犬式—平板式—侧伸展式（右侧）—支撑式—上犬式

5 下犬式—战士一式（左侧）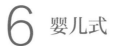a—侧伸展式（左侧）b—角度扭转式（左侧）c—树式（左侧）—战士一式（左侧）—下犬式

6 婴儿式

动作做法：跪立，身体前弯，前额着地，双手置于地面，放松肩膀，保持呼吸6~8次或者更长时间d。

动作提示：膝盖不舒服或者身体前弯觉得憋气的练习者，身体前弯时，可两脚踇趾靠拢并将膝盖分开。

动作功能：放松肩膀，伸展整个脊椎，使人身心安宁，对于常常伏案工作的人来说，这是一个缓解压力的好方法。

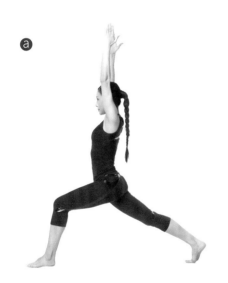

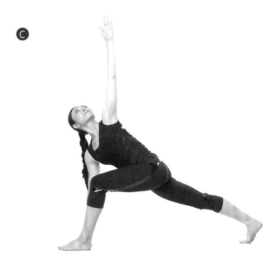

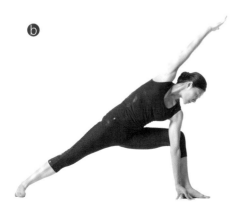

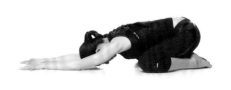

阿育吠陀养生建议

夏天占主导地位的能量特征是火，火能量，也意味着在这一季节最容易失去平衡的就是火元素，每一种体质的人都会有这一元素，因此不管哪一种体质的人都需要非常小心避免火元素失衡。火元素失衡，会引起消化问题，也容易使人情绪波动，更容易"上火"，容易引起的症状如：痱子、容易晒伤、溃疡；人们应在这时调整好自己的生活，让生活方式更加简单一些，阿育吠陀强调养成良好的生活方式的重要性，如按时起居，定时饮食、排便、清洁身体，做适当的运动等。印度人认为人们的身心都会受到月亮循环节律的影响，这个季节在月光下散步有助于身心的安宁。夏季身体对于锻炼的需求会少一些，所以瑜伽练习应适当，不要做过分剧烈的运动，选择在清晨和睡前冥想、静坐，可以缓解因天气炎热而造成的心神不宁。洗澡的时间不要过长，最好不超过10分钟。

夏季这样保养自己

饮食

烈日炎炎的夏季，人们喜欢出门和朋友聚餐、宵夜。这时人们吃下的大多数都是惰性食物（煎炸类食物、肉类）和变性类食物（刺激性气味浓重的食物），这些食物大都只会增加肠胃的负担，使人身体有沉重感。瑜伽认为：浓重、刺激的食物产生的能量是沉重与消极的能量，常食这类食物使人易怒和消极，因此夏天人们的情绪在受到环境和气候影响的同时，也会受到这一季节饮食习惯的影响。夏日雨季时，尤其要注意饮食，这时消化弱，避免暴饮暴食

夏天虽然炎热，但还是尽量少食冷冻的食品，冰激凌虽然美味，但还是要有节制地享用才好。也可以选择饮用花草茶或者蜂蜜水，或者尽量避免进食。

水是最好的解暑饮料，也是最好的排毒工具。建议大家在这个季节饮用最简单的白开水，不要用其他饮料代替water。少量、多次地喝水，这样可以防止水分过多蒸发，也能及时补充身体水分。切记，不要等到渴了才想起来喝水，也尽量避免睡前大量喝水；早上起来是非常健康的喝水时间，有助于身体的新陈代谢。也

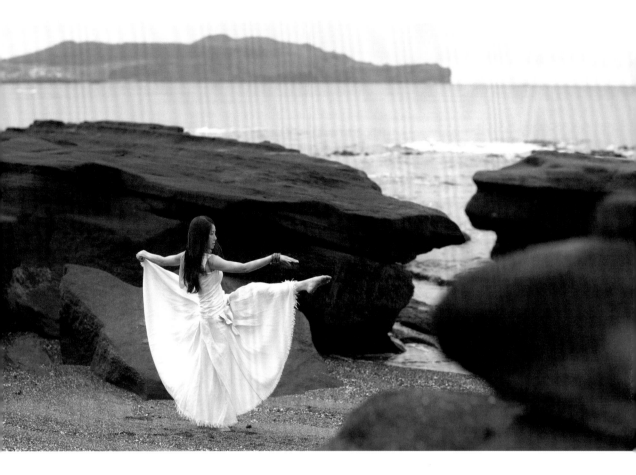

可选择饮用花草茶或者蜂蜜水。

尽量不要在练习的过程中大口喝水，在练习前半小时或者练习后喝水是比较正确的做法。如果练习过程中实在口渴，也应该在一组或者一个体式完全结束后，小口少量地喝水。

夏季尽可能吃清淡的食物，让身心都安宁、轻松的食物，多吃水果、蔬菜。但也不要误认为越多越好，夏天的水果吃太多也会造成肠胃不适，如大量吃西瓜、香瓜等瓜果类可能引起腹泻。西瓜尽量在中午或者下午时食用。苦瓜、西红柿、黄瓜、绿豆、银耳汤都是这个季节较好的避暑食物。多吃五谷，可以适当进食酸甜味道食物。盛夏时，空气中的湿度较大，南方雨水多，北方会常常出现"桑拿天"，这时应多吃些去湿的食物，如薏米、冬瓜等，可以防止体内过湿引起的过敏等症状。

皮肤

夏季紫外线强烈，室内和室外都应做好防晒的工作。喜欢在户外练习瑜伽的人要尽量避免在太阳暴晒的中午和下午练习。早上和黄昏进行户外瑜伽会是比较好的选择，但依然要做好防晒，阳光虽好，也要适可而止。皮肤水分在这个季节也会大量流失，因此，给皮肤补水、防晒，多喝水，是对皮肤最好的守护。

如果可以，尽量少使用或不使用空调。皮肤是身体最大的排泄器官，这个季节出汗、排毒都是很正常的生理现象。若使用空调，使毛孔始终保持收缩状态，皮肤没有办法很好地呼吸，不利于排汗、排毒。所以夏天不能让皮肤保持干爽，适当出汗、多做运动也是对皮肤最好的保养方式。

睡眠

夏天宜稍晚睡，稍早起。这个季节昼长夜短，人们容易出现睡眠不足，所以中午应该有适当的午休时间，这样可以消除疲劳感，也可以起到养心、养神的作用。但午睡时间不可太长，最好能控制在一个小时之内。中午瑜伽之后，可以在仰卧休息术后，让自己安静睡上一小会儿。如果时间比较紧张时，只做瑜伽休息术也是可以的。瑜伽休息术也叫瑜伽睡眠，使人的身体、精神、呼吸都有很好的调整和放松，时间可以是几分钟，也可以是几十分钟。

情绪

夏天是养心的季节，心在这里主要是指人的情绪、精神。我们的身心都会受天气影响，情绪容易多变，做事情也容易冲动，因此，保持平和心态是使情绪稳定的秘诀。做到平和并不是很容易，但也不是太难的事情，当人的智慧得到开发，放下执着心，心怀慈悲心时，内心更易产生宽容、尊重和爱的感受，人的情绪自然会平静下来。建议平时多看看瑜伽或者灵性修养方面的书籍，如《瑜伽经》《薄伽梵歌》《瑜伽之光》《沉思录》等，这样的书能使人内心安宁。不需要读很多，但可以反复阅读，让良性的能量随时滋养我们的生活。当然瑜伽体式的练习和使人安宁的交替呼吸法、清凉呼吸法都是调整身心的好方法。

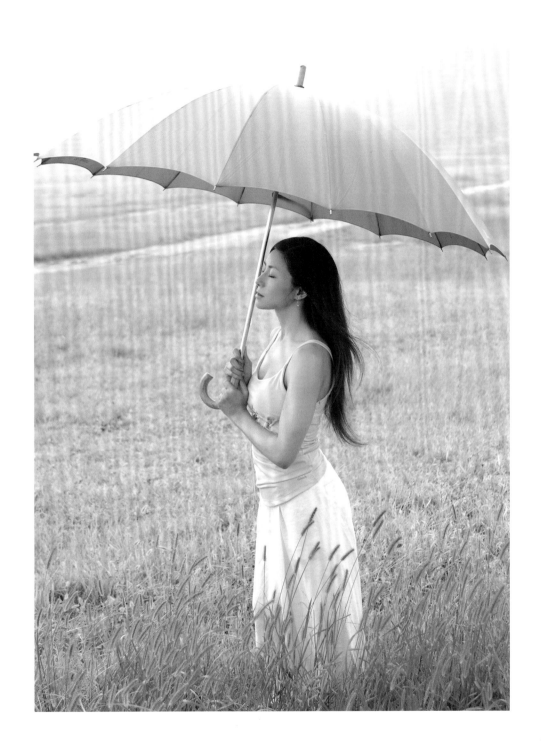

YO

第三季 成熟稳重的秋季

初秋的季节，微微凉意，沁人心脾。这时的人们心情舒畅，心旷神怡，而深秋来临时落叶纷飞，秋高气爽，却不免使人忧郁、伤感。秋天是收敛、储藏的季节，大自然收回了夏日的热情，慢慢变得冷静、安稳；小动物们开始忙碌起来，为自己打造好暖暖的窝，为冬天储备更多的粮食；人们也逐渐减少外出行动的时间，更多地感受家中的温馨生活。

本季瑜伽计划

秋季练习计划特征

秋季我们仍然延续夏季练习中连贯的Vinyasa方式。但根据秋季皮肤干燥，关节可能感觉更加僵硬的特点，我们要适当调慢一点练习的节奏，选择更多能体会身体"打开"的动作，如胸部、髋关节、腰部两侧、大腿后侧的练习，在消除身体僵硬感的同时，给身体创造更多的稳定感。胸部的练习也会刺激肺部，从而加强肺部的机能。我们要照顾好肺部，因为秋季气温变化较大，肺部更加敏感，更凉更干的空气也会让呼吸系统备受考验。因此强化胸部的练习是这一季练习的重点，胸部正确、充分的伸展也是所有瑜伽体式的基础。伸展胸部的同时，要保持肩膀正确地向后打开。在这一季的动作设计中，把动作分成A、B、C三组，分别针对髋部、胸部，以及肩部。在练习结束时，建议增加静坐、瑜伽休息术的时间。总之，秋天的体式是要从里到外地舒缓身体与神经系统。

1

简易Vinyasa练习
两次：后弯式—山
式—前弯式—平板
式—膝胸式—眼镜
蛇式

下犬式—平板式—
左侧平板式—右侧
平板式—四柱式
（俯卧撑）ⓐ—上犬
式—下犬式

2 侧平板式

动作做法： 从平板式开始，左手支撑于地面，身体向左
后方打开，保持两腿并拢并打开脚掌，保持
平衡，胸部向后向上打开，身体、腿部伸直，
腹部收束，右手向上伸展，向上或向前看ⓑ，
保持呼吸3~6次。换边重复动作。

动作还原： 吐气时，将上面的手臂放松，双手支撑于地
面，回到平板式。

动作提示： 保持姿势时，支撑手臂应与地面垂直，手指
张开支撑于地面，臀部、腹部与大腿要保持
收紧状态，骨盆在中立位置，身体在一条直
线上。过于放松的状态会使手腕的压力增大。

动作功能： 这是一个改善身体的平衡感和协调性的姿势，
加强手腕、腿部和腰部的机能；使身体挺拔，
培养人自信和稳定的气质。

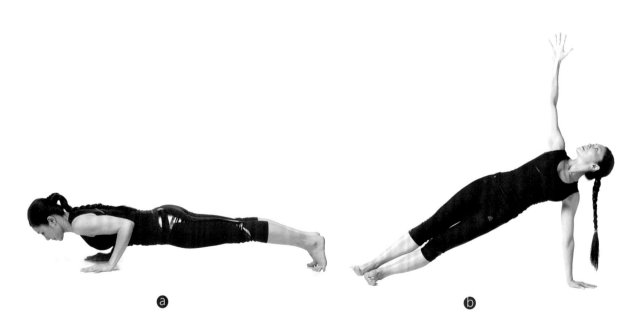

ⓐ   ⓑ

3 下犬式—战士一式

5 平板式—膝胸式 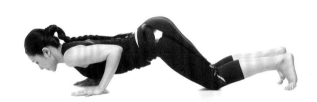ⓐ—眼镜蛇式ⓑ—下犬式

4 侧伸展扭转变化式（膝着地）

6 换边重复动作

动作做法： 吐气，右腿膝盖着地，左手抓住右脚脚踝，保持胸部扩张，保持呼吸3～6次。

动作提示： 因为动作非常强烈地伸展到髋部和大腿前侧的肌肉，所以对于髋部和膝盖较僵硬的人们来说一定要注意安全，应循序渐进地练习，切不可勉强。

动作功能： 加强髋部和肩膀的柔韧性，并加强胸部的扩张；使人拥有挺拔、柔和的体态。

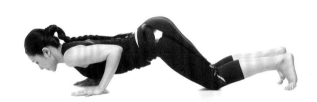

ⓐ

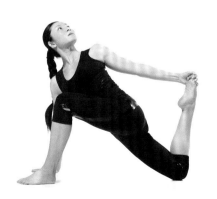

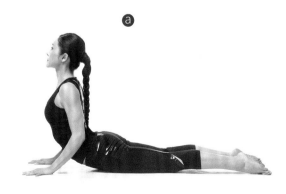

ⓑ

1 站立后弯式

站立式，双手合十，调整呼吸，吸气，双手在胸前或腰部，身体后弯。

2 前弯式

3 站立背部伸展式

4 Vinyasa:下犬式—平板式—俯卧撑—上犬式—下犬式

❶

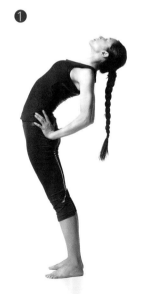

❷

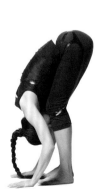

❸

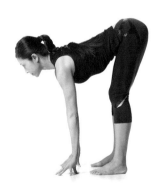

5 天鹅式

动作做法：收左腿呈跪姿，右腿向后伸展，腹部收束，大腿内侧收紧向上提，扩张胸部，向上和向后伸展脊椎，双手置于身体两侧的地面，保持身体平衡，保持呼吸3~6次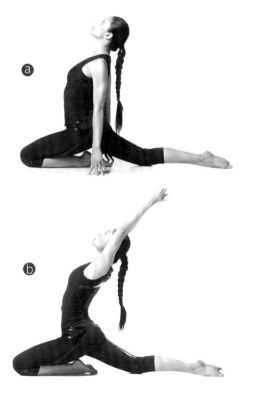。

动作提示：腹部与大腿内侧如果太放松，会增加腰部的压力。但过紧会影响后背的柔韧性，所以要适可而止。还需要注意保持骨盆中立位置，重点是要保持胸部的伸展。

简化变形：初学者可以将双手置于身体两边的地板。

强化变形：可以保持体式，将双手手臂向上延伸，向上看ⓑ；或者弯曲右腿膝盖，将右脚靠近右侧臀部，左手置于左腿大腿上，保持平衡ⓒ；也可以将右手抓住右脚，并将右脚靠近头部，左手置于地面ⓓ。

动作功能：强化脊椎与腿部的机能，加强髋部伸展；美化腰背，使人有十分优雅的体态。

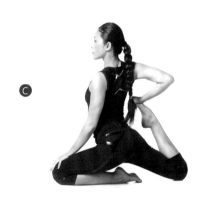

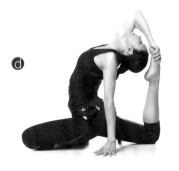

6 天鹅扭转变化式

动作做法：从天鹅式开始，保持腿部姿势，吐气，将右手手肘置于地面，身体扭转向上，转头向上看，左手臂向上伸展，胸部扩张并保持脊椎伸展，保持呼吸3～6次。

动作提示：保持身体向上扭转时，保持骨盆中正的位置，胸部的扩张和延伸能加强脊椎的扭转。胸部向上而不是向下沉。

简化变形：如果觉得有压力，可以将左手放在左腿上以减少脊椎扭转的压力。

动作功能：扩张胸部、加强脊椎和髋部的柔韧性；缓解身心紧张感，使人从容、安宁。

7 睡姿天鹅式

动作做法：从天鹅扭转变化式慢慢回到正中，手臂向前伸展，身体前弯，延伸脊椎，保持呼吸3～6次。

动作提示：保持骨盆中正，左腿膝盖和脚背着地，尽量向前伸展胸部。

简化变形：髋部较僵硬时，也可将左腿保持弯曲，但注意保持骨盆中立位置。

强化变形：髋部柔韧性较好时，可将右边小腿向前推多一些，这样可以加强髋部的伸展。

动作功能：放松并伸展脊椎，放松肩膀和胸部，加强髋部柔韧性；使人拥有稳定自信的心态。

8 Vinyasa：下犬式—平板式—上犬式—下犬式—前弯式—站立山式

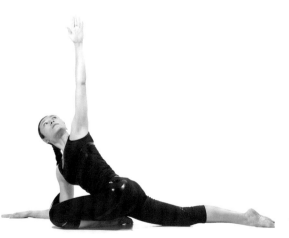

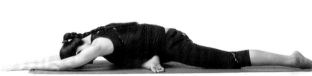

1 站立后弯式—背部前弯伸展式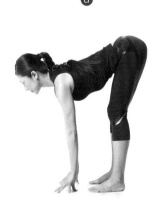

2 Vinyasa：下犬式—平板式—膝胸式—眼镜蛇式—下犬式

3 狮身人面式

动作做法：俯卧，双手手肘置于地面，保持腿部并拢并向后延伸，胸部向上伸展❺。保持呼吸6~8次甚至更长时间。

呼吸方法：横膈膜呼吸法。

动作功能：非常温和地伸展整个脊椎，并加强腹部血液循环；使人拥有柔和优美的背部。

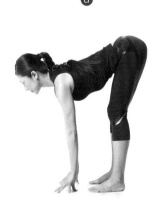
ⓐ

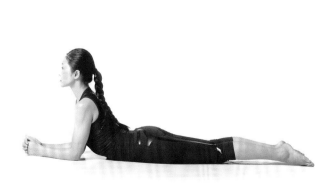
ⓑ

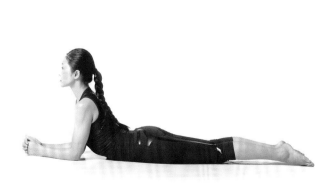

4 简易蝗虫式

动作做法：俯卧，掌心向下压向地面，双腿保持在地面，向下压并保持伸展。吸气，胸部离开地面向上伸展 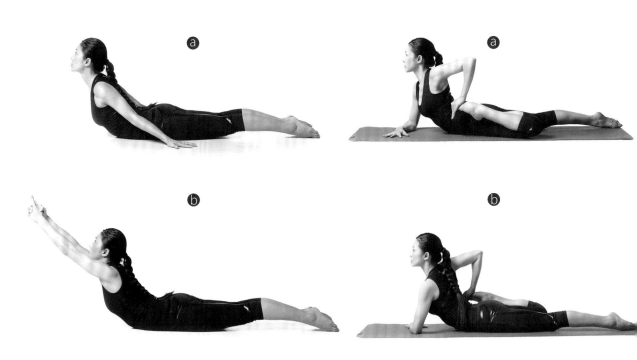ⓐ。或者双手相扣，手臂向上伸展ⓑ。保持呼吸3~6次。

5 蛙式

动作做法：弯曲左腿，转动肩膀和手腕，将左小腿压向地面ⓐ。保持脊椎向上伸展，保持呼吸3~6次；放松，在右边重复动作ⓑ。

动作功能：加强膝关节周围的肌肉，辅助治疗平足，强化腹部机能；使人拥有美丽的臀部和腿部线条。

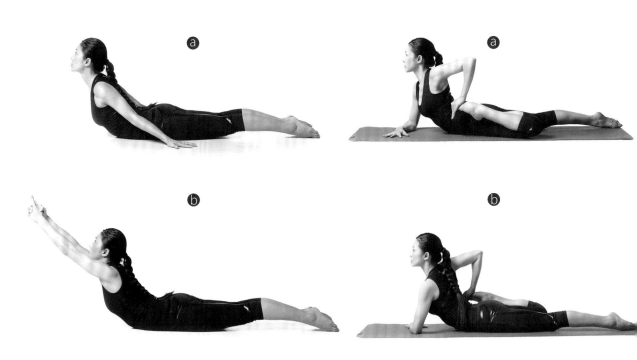

6 弓式

7 婴儿式

动作做法：俯卧开始，弯曲膝盖，双手抓住脚踝，吐气，膝盖和胸部同时拉离地面，抬头向上，然后让大腿、膝盖、双脚尽量靠拢ⓐ。保持呼吸3~6次。吐气，松开双手，放松将身体还原俯卧ⓑ。

动作提示：保持体式时尽量将肋骨向上提，并保持颈部伸展，双腿不要过分向外张开。

简化变形：只需抓住脚踝，将肩部和胸部向后扩张即可。

强化变形：保持弓式的动作，将身体前后或者左右滚动。

动作功能：强化脊椎，按摩腹部，扩张胸部，并消除肩部僵硬感；使人体态年轻，充满朝气。

ⓐ

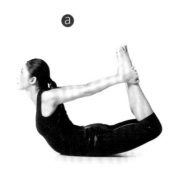

ⓑ

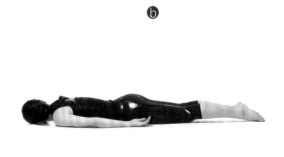

阿育吠陀养生建议

初秋时，火型特征表现比较明显，深秋时，风型特征会表现更加明显，因此，秋季需要注意火和风能量的平衡。尤其是风型主导的人，由于秋天的天气变化多端，风能量不平衡时，身体的问题会更多、更加明显：皮肤干燥、关节疼痛、容易神经衰弱、失眠、便秘，心脏、血压也会有些问题出现。所有体质的人都需要在这一季节做好迎接冬天的准备：身心更加稳定。这个季节被认为是一年中最好的排毒的时间，也是人们思想中创造的潜能发挥的最佳时期，也是我们开发内在潜能最好的季节，Ayurveda养生学也更加强调生理和心理的调节，认为人其实没有单纯的生理上或者心理上的疾病，因此调整心理也就能帮助身体的自然调整，反之一样。因此，在这一个心理状况变化较大的季节，人们更要顺应自然，强调凡事都要有节制，尽量排除负面情绪，有积极美好的想法，看到生活中美好的一面。人们也可以在这个季节适当增加瑜伽或者参与登高望远等其他形式的户外运动。

秋季这样保养自己

饮食

秋天宜选择滋润清淡的食物。天气突然变凉的时候，不妨多饮姜茶或者花茶，使身体保持温暖，同时也能排毒、保湿。这个季节情绪比较容易低落，许多人常常选择用食物来缓解压抑与紧张的情绪，而这种方式只能让身体和精神的状况变得更加糟糕，形成恶性循环。不断塞进身体的食物在体内堆积成脂肪和毒素，让身心有难以解脱的沉重感。

我们中国人有"贴秋膘"的说法，但千万别贴太多的负担到身体上才是。其实无论在哪个季节，身体所需要的能量都有限，如果要往身体中输送健康的能量，一定要先清理掉身体中的垃圾，如果吃下不好的东西，身心都会有各种不良反应，所以让身体"轻松进补"才是真正保养的做法。身体在这一季节会格外敏感，这时注意少辛（辣）多酸，少瓜多果的饮食方式。在国内，无论南北方，秋天都是相对干燥的季节，《黄帝内经》建议，在秋天，人们应该顺应秋收之气，秋气通于肺，所以养生也侧重于保护肺气，少辛多酸，吃一些滋阴润燥的食物，如：莲子、百合、莲藕、银耳等。

所有人都应好好在这个季节照顾好自己的饮食，关注自己吃下什么、消化什么，帮助自己提高消化力，为冬天的进补做好准备。

睡眠

人一生当中会有三分之一的时间是在睡眠中度过，无论在哪个季节、在哪一天，睡眠都是非常重要的。在秋天，睡眠具有预防抑郁心情的重大作用。人们应在这一季节早睡早起，保证充足的睡眠。给自己储备更多的能量，同时消除负面能量的影响，睡眠好的人，心情也会自然变得更加轻松愉快一些。

皮肤

秋季伴随凉爽而来的是干燥的空气，这时最需要细心呵护我们娇嫩、脆弱的皮肤，除防紫外线之外，还要做好保湿的工作。

洗澡之后使用质量好些的保湿油，如橄榄油等来按摩身体。出门时别忘了使用围巾。秋天要保护的重要位置有：脸、脖子、手腕、脚踝等，防止受凉的同时，还可以防止冷空气对皮肤的刺激。

情绪

随着天气渐渐凉爽，人们会觉得思绪越来越清晰、敏锐，我们的身体也开始有轻松的感觉。所以初秋时，人们会觉得凉爽的空气沁人心脾，心情舒爽，这时是我们整理思绪最好的时候，许多工作和学习的计划可以在这一时期来制订和调整。而深秋时，人们的情绪会波动较大，大自然从硕果累累到花谢花落都发生在这一季，人们内心感受起伏较大，容易有失落、压抑的情绪。我们可以在这一时期做一些意识和身体的"排毒"练习，瑜伽体式和调息就是不错的选择。这一季节，最需要的是培养我们"稳定"的特质，平衡风能量，让情绪、情感最大限度的安宁、平静。

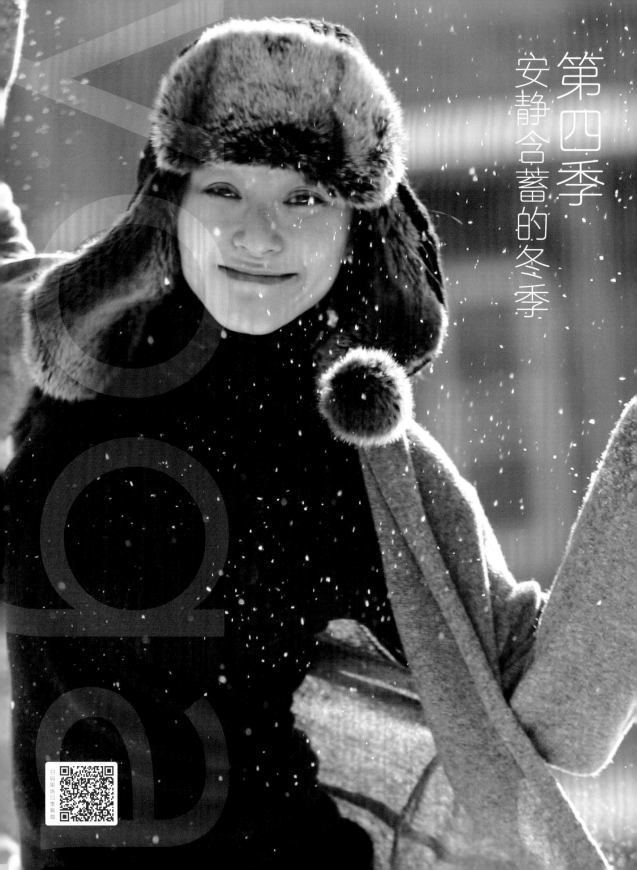

第四季
安静含蓄的冬季

冬天是寒冷的季节，但也是一年中内心最多温暖、最能感受亲情、享受天伦之乐的季节。无论在世界的哪个地方，冬季都是庆祝人与人之间亲情、友情和爱情最多的季节：圣诞节、春节、情人节……冬季的心情是回家、度假的心情。也是许多女生盼望的季节，对于她们来说，这是一年中重要的时装展示季，漂亮的外套、长靴、围巾、帽子……在下雪的北方，滑雪、溜冰、赏雪也成了人们一年中不可多得的乐趣，人们内心充满享受生活的喜悦之情。我喜欢北方的冬天，虽然室外冰天雪地，房间里却总是很暖和，让人感受到由里到外的温暖。

本季瑜伽计划

冬季练习计划特征

冬天，是人们储备能量的时间，外出的活动大大减少，考虑问题的时间相对增多。这时，人们开始多一些地开发内在的能量，同时也开始为下一年做足准备和计划。因此我们的瑜伽计划也相对平和一些，地面练习相对多一些。这里设计了几个组合的动作，简单、有效，这些动作多刺激到腰背，强化腰背的动作也能更多地激发腹部内在能量，使人稳定、安宁。

1 滚动组合

动作做法：第一步：坐式开始ⓐ。吸气，身体向后滚动ⓑ；吐气，向前滚动，还原坐姿。连续滚动3~6次。

第二步：吸气，身体向后滚动，吐气，身体向前滚动，臀部离开地面，双腿可以分开，全脚掌着地，手臂向前伸展，滚动3~6次ⓒ。

第三步：吸气，身体向后滚动；吐气，身体向前滚动成半蹲姿势，尽可能使大腿与地面平行，手臂向前伸展，滚动3~6次ⓓ。

动作提示：练习者可根据身体的柔韧性和力量，来选择连续做自己可以做的滚动体式。千万不可强求，循序渐进地练习。滚动时，下颌微收，让背部呈圆形。

动作功能：通过滚动可以放松后背，加强背部柔韧性，同时按摩整个后背。

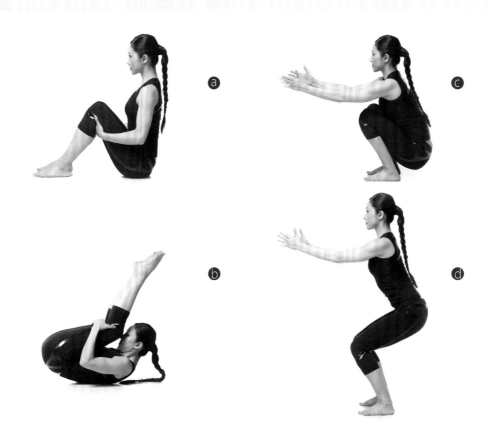

2 柔软脊椎组合

跪立—俯卧—眼镜蛇式—跪立

动作做法：跪立开始，吸气，抬头，向上延
伸脊柱，伸展胸部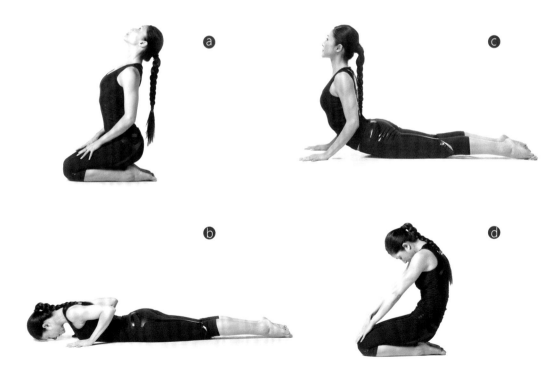；吐气，身
体向前慢慢俯卧在地上ⓑ；吸
气，上半身慢慢抬起，呈眼镜蛇
式ⓒ；吐气，身体向后推回，收
腹，收下颌ⓓ。可重复组合3～6
次。喉式呼吸。

动作提示：动作应轻柔、缓慢，配合呼吸来
练习。

动作功能：通过简单、连贯的体式，使脊椎
柔软，消除背部、肩膀的僵硬感
觉。经常练习可以保持脊椎的健
康，并能保持良好的体态，拥有
健康的脊椎就是拥有健康的生活
基础；使人拥有美好的背部和胸
部线条。

猫伸展式—婴儿式

动作做法：跪立开始，四肢着地，并与地面垂直，上身与地面平行；吐气，用手推地，背部向上拱起，收紧腹部、下颌，尾骨向下 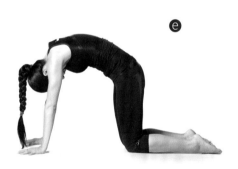；吸气，伸展脊椎，抬头向上，扩张胸部，腰部向下，尾骨向上 **f**。重复动作6~8次。吐气，身体向后呈婴儿式，放松全身 **g**。喉式呼吸。

动作提示：在动作过程中，吸气向上伸展时，不是一味地下压腰部，应扩张胸部，从颈椎到尾骨向两头伸展整个脊椎，尽可能保持颈椎伸展的状态。

动作功能：这是个简单、有效的体式，加强脊椎柔韧性的同时，可以改善肠胃功能，消除便秘的现象。对于经常腰背疼痛和僵硬的人们来说是个十分值得推荐的体式；使人拥有如猫一样柔软的脊椎和优雅的姿态。

e

f

g

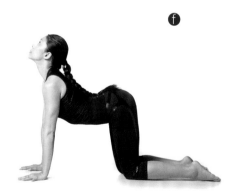

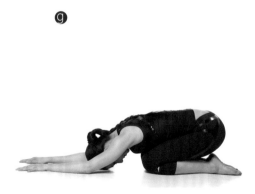

3 强化背部力量组合

简易蝗虫式—蝗虫式—弓式—单腿蝗虫式—全蝗虫式

简易蝗虫式

动作做法： 俯卧，掌心向下压向地面，双腿保持在地面，向下压并保持伸展。吸气，胸部离开地面向上伸展。

动作提示： 身体向上抬起时，尽可能向上抬高胸部，伸展脊椎，而不是一味向上抬头。

蝗虫式

动作做法： 双手相扣，手臂向上伸展。双腿继续保持在地面，向下压并保持伸展ⓐ。也可以尝试掌心向下压向地面，膝盖和胸部同时拉离地面，抬头向上ⓑ。

ⓐ

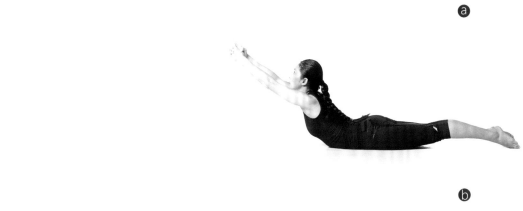

ⓑ

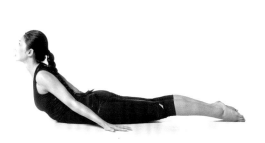

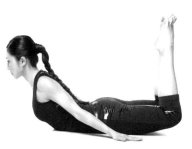

弓式

动作做法：俯卧，弯曲膝盖，双手抓住脚踝，吐气，膝盖和胸部同时拉离地面，抬头向上，然后让大腿、膝盖、双脚尽量靠拢。保持呼吸3~6次。

单腿蝗虫式

动作做法：俯卧，掌心向下，下颌着地，保持腿部伸展，吸气，抬高左腿，弯曲右膝，右脚支撑左腿，保持左腿伸展，放松还原，换边重复体式。

动作提示：保持体式时，应保持骨盆中正，避免腿部倒向一侧，影响脊椎伸展的方向。

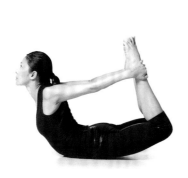

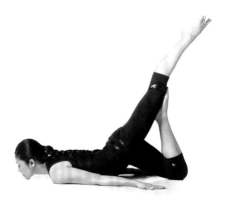

全蝗虫式

动作做法： 俯卧，双手相扣在腹部下，弯曲膝盖，抬高臀部，胸部着地**ⓐ**。吸气，抬高左腿**ⓑ**；吐气时，向上用力抬起右腿**ⓒ**。保持呼吸3~6次。吐气，还原俯卧放松。

动作提示： 全蝗虫式是一个比较强烈的体式，需要有经验的老师亲自指导方可练习。应该做好强化背部的其他体式后才可开始，千万不可鲁莽练习。

动作功能： 整个强化背部的组合滋养整个脊椎，加强背部力量与柔韧性。可以有效消除腰背疼痛，对于腰椎间盘突出的人们来说是个十分有效的体式。还可帮助改善消化系统，消除肠胃胀气；美化背部与臀部线条。

4 婴儿式

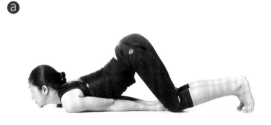

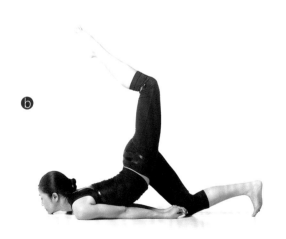

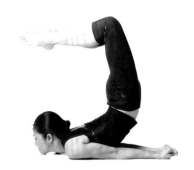

5 强化腰腹及髋部组合

简易船式—箭式及其变化
式—束脚前弯式—束脚仰
卧式—仰卧扭转式

简易船式

坐式开始，弯曲膝盖ⓐ，身体稍向后倾，小腿与地面平行，保持胸部向上，脊椎伸展ⓑ，双手向前伸展，保持呼吸3～6次。

箭式及其变化式

箭　　式：以臀部作为支点，双脚离开地面，双手抓住脚踝，保持呼吸，慢慢向两侧伸直双腿和手臂，保持姿势，保持呼吸3～6次ⓒ。

变化式：慢慢将双腿靠拢，继续保持腿部与背部伸展ⓓ，保持呼吸3～6次；再将双脚脚掌合在一起，将脚抬高靠近额头，保持平衡，保持呼吸3～6次ⓔ。

动作提示：在做船式和箭式时，保持后背平直，肩膀下压并向后打开，胸部伸展，腹部收束，呼吸稳定、舒缓。

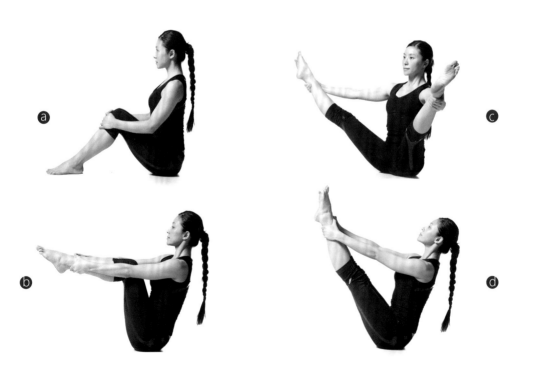

ⓐ ⓑ ⓒ ⓓ

束脚前弯式

动作做法：坐式，脚掌合十，吐气，身体前
弯，放松头部、颈部和肩部，让
头部自然靠近脚部，感受整个背
的伸展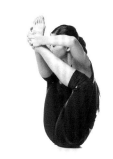。

动作功能：加强髋部柔韧性，放松整个脊
椎；使人身心稳定，面容安宁。

束脚仰卧式

动作做法：仰卧，脚掌合十，双手臂放松置
于头部上方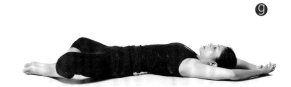。

动作功能：加强髋部和肩部柔韧性，消除身
体僵硬感；消除髋部和肩部多余
赘肉，使人平静、安宁。

仰卧扭转式

动作做法：仰卧，弯曲双膝，吐气，双腿
自然倒向右侧，保持体式，呼吸
6~8次或更长时间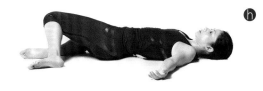。吸气，双腿
回到正中，吐气，在另一边重复。

动作功能：消除腰背紧张感，放松身心。这
是一组强化腰腹及髋部的组合，
加强腰腹力量和髋部柔韧性。经
常习练这组体式，也可以加强肠
胃蠕动，改善肠胃功能。腰腹是
核心力量的来源，改善腰腹和髋
部的练习，也是加强其他体式的
基础；减少腰腹赘肉，使人挺拔，
身心轻松。

6 倒转组合

倒箭式—肩倒立式—单腿肩倒立式—犁式—桥式—放松

倒 箭 式：仰卧，双腿向上伸展呈直角，双手支撑后背，保持呼吸6~8次ⓐⓑ。

肩倒立式：脊椎和双腿继续向上伸展，保持背部与腿部在同一直线，

胸骨的中心位置靠近下颌，保持呼吸6~8次ⓒ。

单腿肩倒立式：保持肩倒立，左腿向下，左脚在头部上方地面，两腿伸展，保持呼吸6~8次，换边重复体式ⓓ。

犁 式：吐气，双腿向下，两脚脚趾着地，保持脊椎和两腿伸展，保持呼吸6~8次ⓔ。

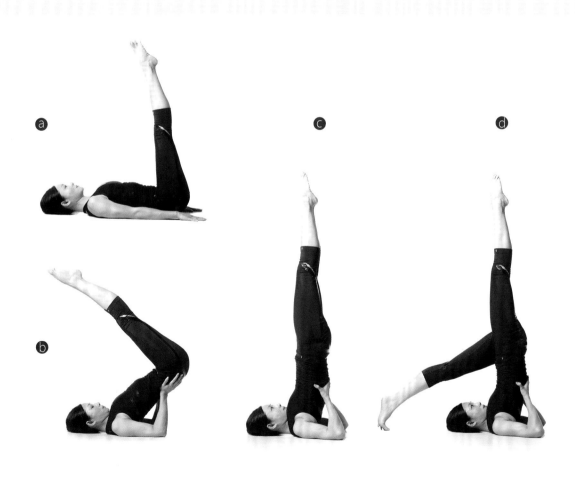

桥　式：调整双手，拇指在背部下方，吐气，双腿依次有控制地回到地面 ❶，然后做桥式 ❷：双脚置于地面，收紧臀部与腿部，向上推起，保持呼吸6~8次。

放　松：吐气，将背部、臀部依次回到地面，两腿伸直，放松全身。

动作提示：保持体式时，下颌紧靠胸骨中心位置，切不可左右转动头部。

动作功能：整个倒转组合有利于放松身心。所有身体的益处同第142页开始的倒转体式介绍所述。

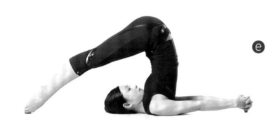

ⓔ

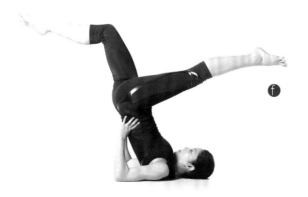

ⓕ

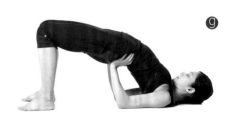

ⓖ

阿育吠陀养生建议

冬季，是两种能量盛行的季节：初冬由风元素主导，而在晚冬则是由土元素主导，人们需要时时观察天气来保养自己的身心，阿育吠陀建议人们可以在冬季随时随地地练习瑜伽。土能量可以滋润皮肤和肠道，使关节润滑，也能促进生长，人们在这时可以吃下更多的食物，但要审视自己不要有贪欲，土型人更应在这时控制好自己的生活，需要有更加积极、阳光的心态。冬季土元素的特点会给身体带来更多的黏液，尤其在肺部分泌更多的黏液有着保护肺部的功能，如果土元素失衡，尤其儿童容易出现肺炎、扁桃体发炎；这一季节泌尿系统、生殖系统也是容易出现问题的时候，应多注意保养。

为了在阴性能量盛行的季节保存好体内的阳性能量，使体内能量平衡，瑜伽、太极，甚至只是步行都是这个季节最好的选择。温和的瑜伽体式能加强身体能量的提升，也能使情绪和精神愉悦、清爽；大自然的夜晚来得更早了，人们也应更顺应自然，早些上床睡觉；根据Ayurveda养生学的建议，人们可以选择芝麻油或橄榄油，在早上按摩全身，20分钟之后冲澡，这样有利于身体的血液循环和皮肤新陈代谢。还可以常做放松、冥想的练习，多看灵性书籍以充实自己的精神生活。

冬季这样保养自己

饮食

冬天寒冷，阴盛阳衰的季节到了。人们受天气影响，饮食也会有明显变化，为了抵御寒冷，人们应在这一季节多补充能为身体提供能量的土元素食物，根茎类如：马铃薯、甘薯、山药等；淀粉类如：小麦制品、大米等。同时要注意维生素的补充，可以多进食一些新鲜果蔬如橘子、柚子、菠菜、青菜等来补充人体所需要的维生素。另外，还可以多进食一些富含膳食纤维的食物，如玉米、芹菜、荷兰豆等。这个季节尽量食用温热的食物，使身体保持温暖和良好的循环。当然，大白菜、白萝卜、胡萝卜、豆芽菜是这个季节美味的蔬菜类食物，多吃能消除体内的燥热感。

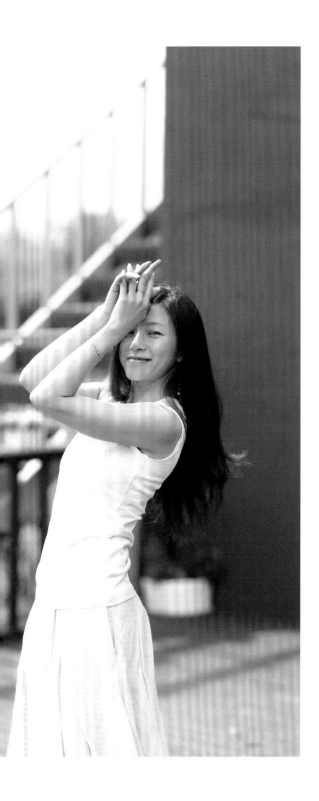

冬季，不是适合做断食的季节。人们通常会在这一季节有较好的食欲，但所有人都要有意识，自己是否可以真正消化这些食物。这一季节应该与冷饮先分别一段时间，食物中多增加一点油分，也可以比其他季节摄入更多的热的五谷类的碳水化合物，来对抗寒冷的天气。

皮肤

冬季是最考验皮肤的季节，低温、冷风、干燥的空气，都是皮肤的天敌，如果不好好呵护，皮肤会干燥、开裂，皱纹也会明显暴露。因此，保湿、保暖、防紫外线就是冬天我们随时要做的。

北方的冬天，家家户户都有暖气，在温暖的同时，皮肤也饱受干燥的折磨，喝水、多给皮肤及时补水，多吃水果、蔬菜能保证皮肤的水分。现在人有每天洗澡的习惯，其实对于冬天的皮肤来说，这并不是一个很好的习惯。因此，给皮肤最好的补偿就是：在每次洗澡之后及时用上保湿乳液或者橄榄油并且给皮肤温暖的按摩。喜欢户外运动的人们也一定要在外出前做好保暖和防晒的准备，让脆弱的皮肤得到保护。

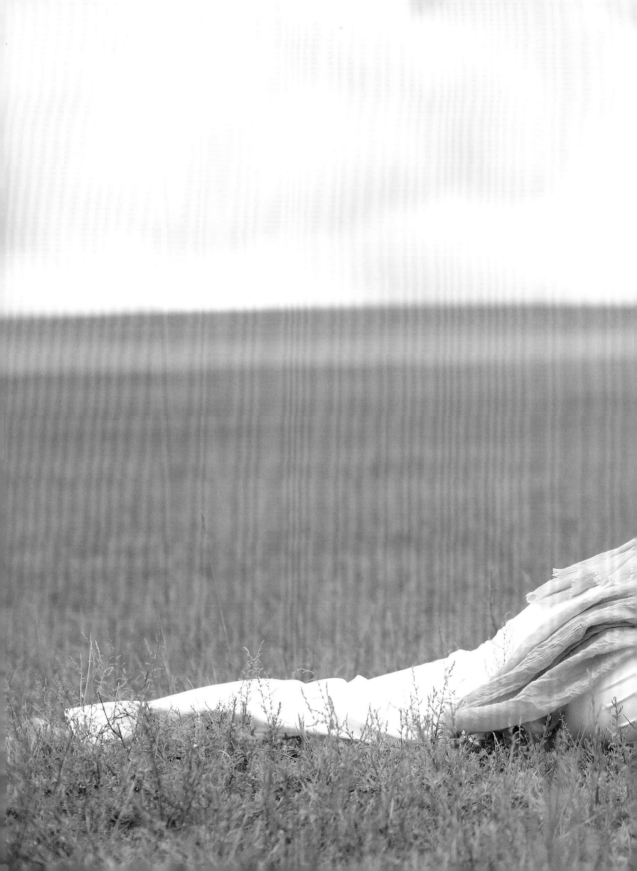

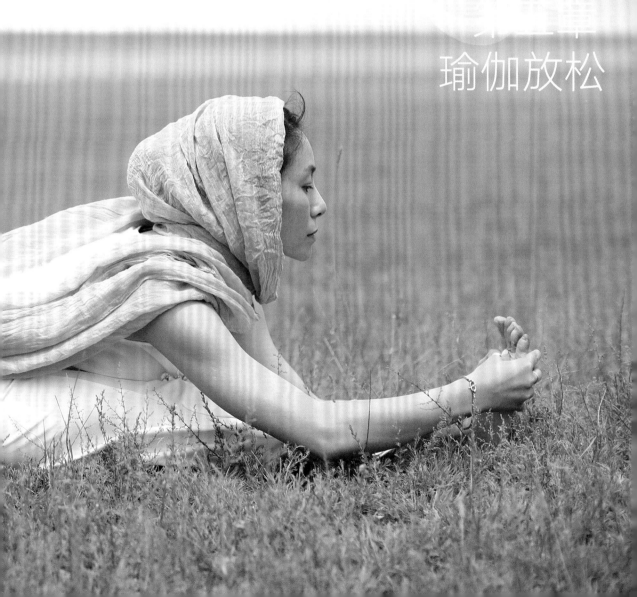

Chapter
5

瑜伽放松

放松，是一切瑜伽的开始。

放松意味着安宁、自在，当人处在正确放松的状态时更容易做到专注；而身心处在紧张状态时，常常会感觉精神涣散，很难集中精神。

在瑜伽习练中，放松的方式有许多种，无论哪种方式，都是从三个方面来进入放松状态的：身体、呼吸和意识。这三者互相影响，互相作用，只要其中的一方面还保持紧张，其他两个方面都很难做到真正的放松。所以，放松需要有技巧，放松也是一种能力。

每个人每天的工作、生活状况不同，也都有不同的紧张状态，有时需要用不同的引导方式让自己放松，真正放松的关键是让心放松下来。

最重要的是：我们要先建立放松的意识，也就是说要培养自己的专注力。如果没有意识，没有专注力，我们就没有行动力，也就不能做到真正意义上的放松与稳定。

放松方式一：单一目标

我的许多学员都是写字楼白领，他们告诉我，他们常常会忘记放松这件事情，他们以为自己是放松的，当我提醒他们"请在呼气时，放松你的肩膀……"他们才会注意到并发现：原来这样做才会更放松啊！

我们每日工作繁忙，身心不自觉都会变得很紧张，满脑子都是需要我们处理的事情，即使我们不想去考虑，这些事还是会一股脑地挤进我们的脑子。这时，需要我们有意识地去放松，我们要学会随时随地提醒自己"放松"。

给大脑几分钟的空闲，别担心！只要几分钟就可以，暂时，让所有的事情都放到一边，把意识放在单一的目标上，如呼吸，或者阳台上美丽的鲜花，或者只是抬头看看天空，只是几分钟……或者，试着用一分钟的时间闭上眼睛，提醒自己"深深吐气，放松牙齿、眉头，放松肩膀、胸部……"只是一分钟的提醒时间，就会让你感受到放松，在提醒自己放松每一个部位的同时，深深吐气，你的放松会更加深入。

放松方式二：情绪、意识的调整和转移

来我课堂里练习的学员们大多一整天都处于紧张的状态中，有时还会因为工作或者生活中一些烦琐、恼人的事情而心情低落，我遇见在课堂中或者课堂后流泪甚至痛哭的学员，他们大多都是情绪压抑时间过长。

通过瑜伽的练习，会让他们的情绪转变，让不良能量完全释放出来。这样的放松是意识目标的转移，是情绪调整、释放的好方法，对人的身心来说都是非常好的调整。我常认为瑜伽课堂是一个让人们身心释放的平台。因此，对于有经验的瑜伽教练来说，瑜伽课堂可以随着学员们的状态来进行有机的调整。

我常训练运动员。在大赛之前，他们会告诉我：他们有时很难集中精神，但也放松不下来。这时他们的精神压力特别大，需要更多地调整心理和精神状态，所以，引导他们建立自信心和不受干扰的稳定感很重要，这时呼吸练习、瑜伽冥想以及阴瑜伽的练习方式比较适合他们。

阴瑜伽

由美国瑜伽导师保罗·格里利（Paul Grilley），运用身体阴阳理论和人体经络学等特点创立而成，是在最近几年兴起的一种瑜伽练习方法。其实它并不能称为一个完整的瑜伽体系，许多练习阴瑜伽的人都认为，它是许多不同瑜伽练习方式的一种补充练习。它的练习特点是：缓慢、稳定，每个体式保持的时间在3~5分钟，均在地面进行，习练时肌肉呈放松状态，使体式直接作用于身体的深层结缔组织，如关节、血液、筋膜等。这种练习方式有助于帮助练习者放松身心，以被动的形式加强身体的柔韧性。

放松方式三：体式中的适度控制

除了呼吸、身体的放松之外，我们也要在瑜伽体式中学会放松。当我们在做一个体式时，身体的紧张程度，或者说肌肉系统的启用程度应该适可而止。例如，在体式中我们脸部的放松、皮肤的放松、胸部在伸展时的放松。当身体处于"放松的紧张状态"时，我们的瑜伽体式就会有舒适、稳定的感觉。我们要学会在一个体式中同时体会良性的紧张与放松的感觉，体会身心的联结，体会紧张与放松在体式中的联结。在体式中的放松需要练习者非常有耐心地、日复一日地习练才会轻松感觉到——良性的放松不是垮，良性的紧张不是僵，而是适可而止的联结。

有些人练习瑜伽也有一段时间了，然而还是觉得身体紧绷感很强，这是因为他们在做瑜伽体式时绷紧全身所有肌肉，认为这样"努力"地练习才会更有效果，而不能体会"在体式中保持放松"的含义。我们无论做什么体式，身体一定有放松和伸展这两方面的能量，也会同时启用肌肉的能量与内在的能量。

瑜伽体式本身可以消除人们的身心紧张，对于不同的人，可以选取不同的瑜伽体式放松方式，例如，工作时站立比较多的人们，如教师、售货员，可以用坐姿、卧姿或者倒立的体式来放松身体；而长期伏案工作的人们可以用简单的瑜伽热身方法，或者瑜伽拜日式、Vinyasa流程练习来消除身体的僵硬感。

放松方式四：呼吸

当我们觉得精神紧张的时候，利用呼吸放松方式能十分有效地放松身心。你只需要简单地把意识放在自己的呼吸上——这是你能从中获取能量最初的燃料，人需要的最初、最基本的能量来源不是食物和水，而是呼吸！呼吸是生命，是精神和身体的桥梁。在瑜伽中，呼吸是帮助我们伸展和放松体式的关键。

我们的身体会提醒我们当下需要怎样的呼吸方式：当我们觉得疲惫想伸懒腰

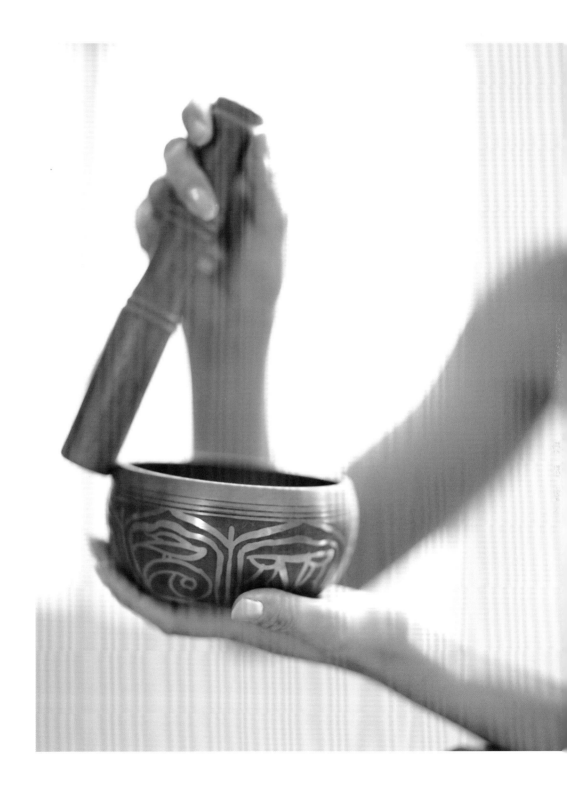

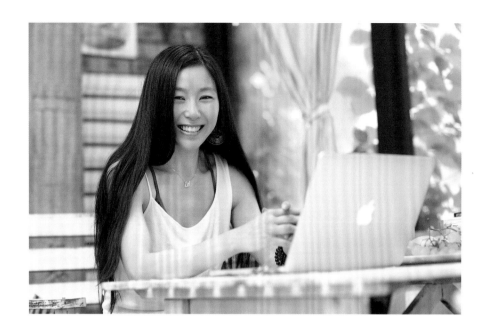

时，我们的身体会自然向后扩张，呼吸会变成胸式呼吸；当我们躺下来休息时，我们的胸部会自然放松，呼吸会变成横膈膜呼吸。

许多人每天带着非常浅短的呼吸，但并没有意识到这样的呼吸方式会让身体、精神同时经受压力。例如，有的人因为长期使用不正确的胸部呼吸，由于呼吸浅短，导致上半身尤其是肩部、胸部的紧张，因此常发生胸闷、肩颈疼痛、失眠等现象，体态也会变形；而有的人因为使用正确的呼吸方法，身心轻松，面容平和，体态也会十分优雅。所以请从现在开始改变这种浅短的呼吸方式吧，当你只是简单地把你的意识和注意力放在横膈膜的呼吸方法上，你会惊奇地发现：呼吸的改变甚至会改善你的生活质量。

洁净能量

正确的呼吸能给身体的每个细胞提供氧分和营养，给血清的形成提供帮助，而身体是会依赖血清来清洁和排除血液中的毒素或者坏死的细胞。深长的横膈膜呼吸就像是一个强有力的吸尘器，把血液中的种种毒素挤压出来，保持血液的健康并增强身体的免疫力。

调整意识

有意识的呼吸会把你带到当下！呼吸让你和自己的内在真正地连接起来，因为呼吸是身体和精神的桥梁。呼吸的状态反映着思想的状态，相对应的，思想的状态也反映出呼吸的状态。思想紧张，呼吸随之不安，进而引起身体的不适感。同样的，如果呼吸不顺，思想也会不稳定，身体的状态就会变得不平衡，神经系统、肌肉系统或者消化系统等就会出现不良状况。改善这种状况的方式就是：利用横膈膜呼吸法来调整人精神、身体、情绪上的不良反应。

从现在开始：把你的意识放在当下的时刻，现在，"当下"就是你的呼吸！你一定不会说："我没有时间呼吸！"无论你是紧张、痛苦还是轻松、幸福，你都不会停止你的呼吸，所以，先这样试试吧！这样做可以帮助你保存更多的生命能量。

第一步：决心

制订一个14天的挑战计划。很简单：就是让自己无论坐着、站着或者躺下都把意识放在自己的呼吸上。不要让自己错过每一天的练习，不要停止，这就是你要下的决心。

第二步：练习的体式

你可以利用三种不同体式来练习：正坐、站立或者仰卧。

1/ 正坐	2/ 站立	3/ 仰卧
坐在一张椅子上，两脚平放在地上，保持头部中正和背部平直，双手掌心向下放在大腿上。	两脚分开与髋部同宽。正立，保持腿部收紧，肩膀放松，轻柔地扩张胸部，让手臂在身体两侧放松，掌心朝向大腿外侧。	平躺在地面，让脊椎伸展，手臂和腿部自然张开放松，头部没有转向两侧，在心里告诉自己放松身体的每一部分。

1/ 横膈膜呼吸法

可以用任何你喜欢的体式，比较简单的方式是从仰卧开始。你可以将一个折叠的毯子放在腹部。

先把注意力放到通过鼻腔的吸气和吐气的动作中，做没有声音安静的呼吸，让呼吸慢下来，平静、深长，没有屏息。

吸气时横膈膜下沉，感觉气流一直到达腹腔，腹部放松，腹部自然向上和向外鼓起；吐气时横膈膜还原，胸部放松、腹部自然下沉，通过鼻腔，让气慢慢吐出来。保持这种有节奏的呼吸状态，可以想象，吸气时，气息从鼻子到达腹部，吐气时，气息从腹部到达鼻子。

如果是坐姿，把手放在腹部来感觉呼吸，吸气时，感觉腹部向外突起，而吐气时，慢慢把肚脐拉向脊椎（收缩腹部）。

2/ 交替鼻孔呼吸法

这个呼吸方法用坐立的体式来完成比较理想。放松、舒适地坐着，在做交替呼吸之前，先对左右鼻孔做一个检测，比较两个鼻孔呼吸的通畅程度，看看有没有闭塞的现象，然后再开始做下一步的练习。

从感觉更加通畅的鼻孔开始，这里我们示范从右侧鼻孔开始。

首先通过两个鼻孔吸气，然后把右手抬起（只能用右手，弯曲食指和中指，做Vishnu手印），用右手无名指按住左边鼻孔ⓐ，没有声音或者很小的声音，通过右边鼻孔呼气，把意识放在你腹部呼吸的动作上面，然后用右边鼻孔吸气，在完全通过右边吸气之后，用右手大拇指把右边鼻孔关闭，通过左边鼻孔呼气；在左边完全呼气之后，再通过左边吸气ⓑ，然后从右边吐气（左右吸—右吐—右吸—左吐—左吸—右吐），这是一个回合的呼吸。做3个回合。

左右吸—右吐—右吸—左吐—左吸—右吐

做完3个回合的呼吸之后，把右手放在膝盖上，并继续观察自己的呼吸几次（横膈膜呼吸法）。然后重复交替鼻孔呼吸法3个回合，这是一个净化能量通道的呼吸，是清理经络呼吸中的一种。你会感觉到内心的安宁。

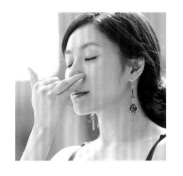 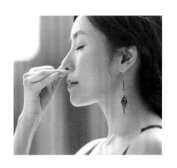

呼吸练习最好在没有空调并有良好通风的地方进行。

喉式呼吸法

这是一个利用率较高的呼吸法，可以单独做呼吸练习，也可以在练习体式时运用这个呼吸。因为它对精神产生的稳定作用又被称为精神呼吸法。喉式呼吸法的梵文Ujjayi是胜利、成功的意思，也有从束缚中获得自由的意思。

可以用自己觉得舒服的体式开始，在腹部有轻微收束与控制，头部摆正，面向前方，或者收下颌到胸骨的中心，做收颌收束。通过鼻子慢慢吸气，声带部分闭合，从喉咙发出类似打鼾的"sa"的声音，同时扩张胸部和横膈膜，在腹部做轻微的收束，让腹部有控制；吐气时，腹部向内收，慢慢放松胸部，从喉咙发出"ha"的声音。整个过程不要过分收紧喉部的肌肉，以免造成呼吸紧张。

这个呼吸可以在任何时候进行，能稳定神经，对失眠和精神紧张的人们来说，是一个很好的方法。它还能改善肺部功能，能将咽喉的黏液消除，对于高血压和心脏病人来说也是一个安全有效的呼吸法。

放松方式五：倒转及其变形体式

1 犁式

动作做法：仰卧，掌心向下。向上抬起双腿ⓐ。

将背部推起，双手支撑后背，双腿伸过头部上方，并将双脚趾着地，绷直腿部，伸展腿部后侧ⓑ，也可继续向后延伸，脚背着地ⓒ。

双手手指相扣，并伸直手臂，保持手臂和腿部向相反方向伸展ⓓ。

简化变形：肩膀压力较大时，也可以将双脚离开地面，使双腿跟地面平行，呈半犁式。

动作功能：与肩倒立的功能相似，同时因为脚部着地的体式，使后背的伸展感更加强烈，使腹部收缩，加强腹部内脏的机能；经常腰背酸痛的练习者应每天坚持练习犁式，可以十分有效地缓解背部的压力与疼痛感。

犁式因为形同犁锄而得名，因为倒转的状态与肩倒立相似，也常常被人们认为是练习肩倒立式中的准备阶段，尤其对于血压较高的练习者来说，为了避免呼吸和头部的压力，在练习其他倒转姿势之前先练习犁式是比较安全的做法。

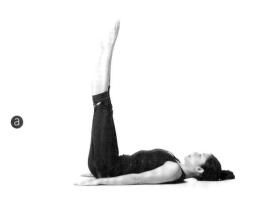

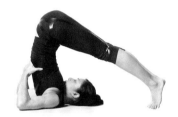

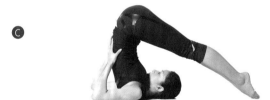

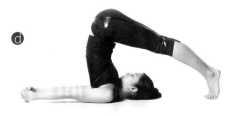

2/ 肩倒立——稳定的来源

动作做法：起始动作同犁式 **ⓐ**。

保持呼吸，慢慢将双腿和脊椎向上伸展，并保持脚趾向上延伸，双腿大腿后侧肌肉伸展，随着躯干向上伸展，胸骨慢慢靠近下颌中心位置；用双手掌支撑并保护脊椎的中心位置 **ⓑ**。保持体式3～5分钟。

动作提示：有高血压、高度近视或严重耳鸣的人一定要小心练习肩倒立，建议在有经验的老师引导下先练习犁式。在保持肩倒立时，头部一定不要向两边转动，保持颈部伸展在中立位置，让胸骨中心靠近下颌，而不要用力收下颌靠近胸骨，循序渐进地来练习这个体式。

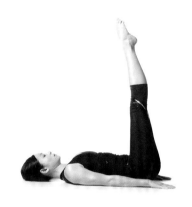

ⓐ

肩倒立被称之为"姿势女王"，如果我们对于头倒立没有把握，可以选择先练习肩倒立的体式。

肩倒立从能量角度来说，是阴性的，就像在家庭或者社会中的母性力量，起到和谐、安宁与稳定的作用。

她可以加强身体的血液循环，让新鲜健康的血液输送到整个脊椎，尤其加强了颈部与胸部的血液循环。另外，头部固定，身体倒转的形式，会刺激到颈部区域的甲状腺和副甲状腺、颈部动脉与窦神经，这样的状态会平衡神经系统使人安宁，并增加荷尔蒙的分泌，使人年轻、健康。

倒转时身体的重力能刺激腹部器官，所以对于消化系统、生殖系统、排泄系统有问题的人们来说也是一个非常好的练习。

常常练习肩倒立的人们会感觉身体更加轻盈，这也是一个控制体重的好体式。常常练习肩倒立的人，把它当成一个使自己变得更加年轻的动作。

简化变形：颈椎非常僵硬或者强直的人们可以在肩膀下面垫上厚厚的毛毯或垫子，让头部舒适地置于地面下练习倒箭式，使身体呈直角倒转的体式 **c**。

动作功能：肩倒立是人们保持每天精力充沛、轻松的最好方法。肩倒立可以帮助迅速恢复精力，是一个很好的"充电"的体式，它没有头倒立那么难，但有着和头倒立一样多的好处，同时因为身体的肩膀后侧着地，后背、腿部、臀部的肌肉将得到强化。它也是头倒立之后最好的调整动作，所以人们常常在头倒立之后来做这个体式，强化倒立的益处，也能缓解头倒立之后颈部的压力与不适感。

肩倒立能美化背部、臀部的线条，经常练习肩倒立的人看起来更加轻盈、自信，并拥有优雅而稳定的体态。

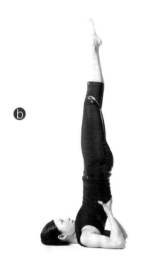

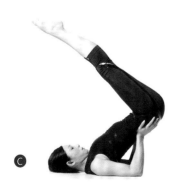

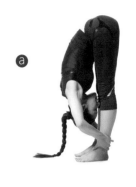

3／头倒立

在很多人看来，倒立的动作并不是放松的体式。很多时候，我们的紧张来自内心，我们的内心没有释放，过于压抑、不自信，没有办法真正放松下来，而通过瑜伽体式，尤其是倒转的姿势能还原我们的自信与稳定，而后稳定脑波，找到身心放松的感受。因此从这个意义上来说，倒转体式，包括头倒立更能从精神和心理上使人放松。

倒转的体式使人精力充沛，同时稳定神经、改善循环，所以许多瑜伽师喜欢以头倒立来作为一天练习的开始，这样使人更容易集中精神进入练习的状态。

当人开始进入倒立之前，首先要克服的是我们对于倒立的恐惧感，为了让身体能适应倒转的状态，达到安全练习的目的，通常我们可以从一些简单的四肢着地或者简单的倒转体式开始，如站立前弯伸展式ⓐ、下犬式及其变形体式ⓑⓒ、肩倒立式ⓓ等。当身体慢慢适应倒转状态后再开始练习头倒立。

当然也不是所有人都适合练习头倒立的姿势，严重颈椎病患者、高血压、心脏病人、高度近视、耳鸣的人一定要小心谨慎，在咨询过医生和教练之后再决定是否可以练习。

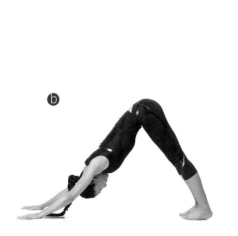

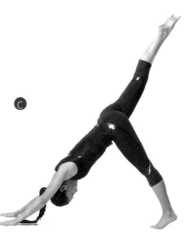

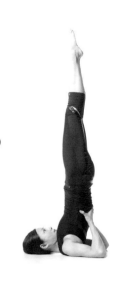

144

头倒立在众多的瑜伽体式中被称之为"姿势之王"，如果单从体式的难度来说，它算不上最难的体式，许多练习者只需要几天的时间便能掌握。之所以称它为"体式之王"，是因为它对于练习者的身心具有无与伦比的益处，同时也意味着保持头脑清醒、稳定的状态，是真正获得健康的标志。

从形态上来说，头倒立是一个身体完全倒转过来的体式，因此，人们最先能感受到的是一个不同的视觉角度以及身体倒转时的感受。血液循环的改善、视觉角度的改变有时也能让我们的心情改变，就好像"换了一个角度看世界"。有时我们会在这种不同的视觉效果里变得更加自信和安宁，因为从不同的角度看同一个问题，会有不同的感觉。从心理调节的角度上来说，这是一个消除抑郁情绪的好姿势。

对于想学习头倒立，但又有恐惧心理的练习者，我想说的是：去尝试！只有练习，你才会发现头倒立并不是你想象的那么难做，练习瑜伽的过程就是一个自我认知、自我挑战以及自我调整的过程。头倒立的练习过程就十分有趣：恐惧—尝试—练习—练习—再练习—成功—自信—稳定—安宁。恐惧是由于我们对未知的、将来的不确定，我们心里缺乏内在的力量，没有自信，而尝试的阶段就是一个练习者意识的启动过程，是思想力形成的过程，但光有思想力并不够，我们还需要付诸行动，练习、练习、再练习就是我们的行动力，最后成功的安宁便是我们内心强大能量的建立。

在各种练习的体系中，对于初学者学习时是否利用辅助工具，如墙壁等，各有己见，这些建议都没有不妥，我个人的练习经验是：每个人可以根据自己的身心状态、学习条件或者练习瑜伽的时间长短来决定是否选择辅助工具。

我的头倒立练习经历是这样的：如果没有老师在身边时，我会借助墙壁来练习，试着先将一条腿慢慢离开墙壁，慢慢再离开另外一条腿，一步一步量力而行，慢慢来建立自己的平衡感与自信，同时恐惧感也会逐渐消失；当有老师在时，我会按照老师的要求来练习。两种练习我都有尝试过，并没有什么不妥的感觉，而且通过日常积累，我也已经学会了很多头倒立的练习方式，而最初使用辅助工具的练习方式并没有给我带来不良影响。因此，我认为整个练习过程，也是一个由对外部环境的依赖、信任慢慢转化到对自己依赖、信任的过程。我并不建议很死板的练习方法，因人而异地选择练习方法会比较自由和简单。

动作做法：跪立，双手手肘与肩同宽置于地面，双手手指互扣抱住头部后侧；将头顶置于地上ⓐ。

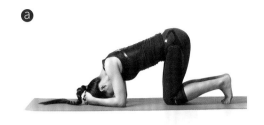

膝盖离开地面，让脚靠近头部，慢慢伸直腿部，保持背部平直ⓑ。
吐气，慢慢弯曲双腿膝盖，大腿靠近胸部ⓒ；在这里保持呼吸2～3次，然后再让大腿慢慢离开胸部；再让整个腿部伸直，直到整个身体与地面保持垂直ⓓ。保持平衡、稳定的呼吸，半分钟到3分钟。

还　　原：吐气，慢慢弯曲膝盖收到胸前，按原路线返回到地面，做婴儿式放松1～3分钟，还原为跪立体式。

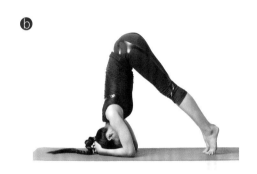

动作提示：在头倒立练习过程中，要注意安全练习，因此初学者刚开始学习时建议由有经验的老师指导，或者利用墙壁来作为辅助。

简化变形：在练习的初级阶段，练习者可以只是抬起一条腿ⓔ，建立倒立的感受和自信心。

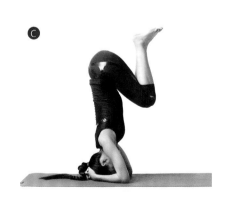

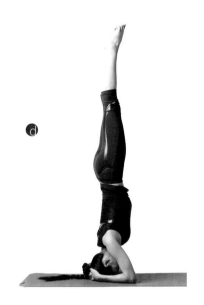

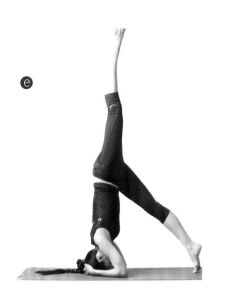

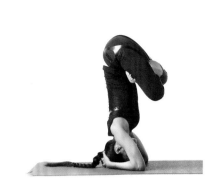

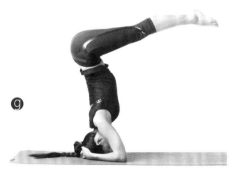

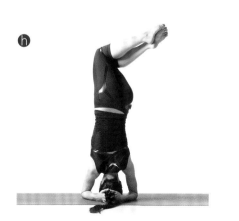

强化变形： 如果练习者在练习基础头倒立时能保持3分钟以上的时间，便可以：①试着让双腿盘起来，让腿部慢慢靠近胸前，呈倒立莲花式 **f**；②让双腿与地面平行 **g**；③弯曲膝盖让脊椎向左、右方向扭转 **h**。在保持以上变形过程中，双手手肘以及肩膀头部的位置不能变动。

动作功能： 头倒立能改善身体特别是头部的血液循环，有增强记忆力和思维能力的功效，每天规律地练习则头倒立将成为百病的克星。它对于呼吸、消化等系统的疾病都有很好的辅助治疗作用，对于感冒、失眠、哮喘、便秘、肠胃病患者来说经常练习头倒立就是一个增强体质的过程。头倒立系列是使人年轻的体式，让我们的身体和地球引力来做对抗，防止皮肤、内脏等过早出现下垂现象。也使我们在精神和心理上产生自信、安宁的感觉。

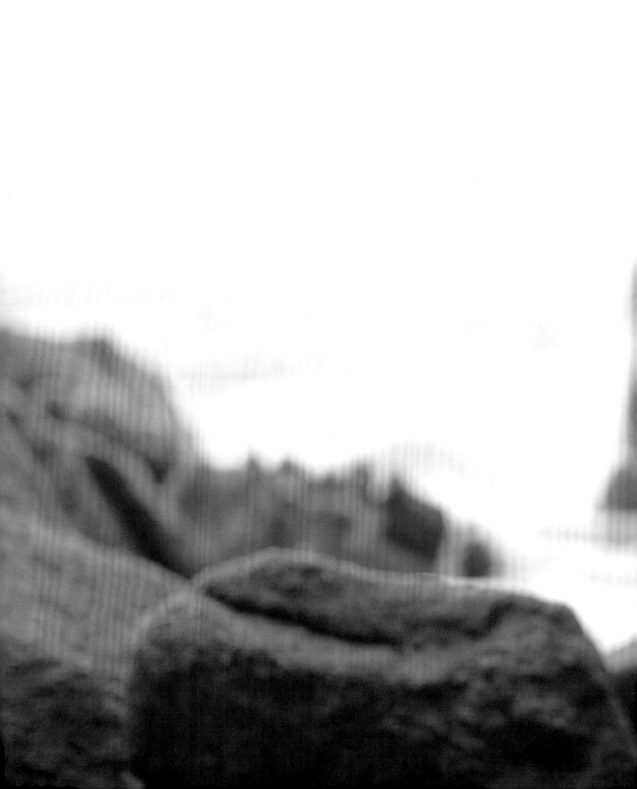

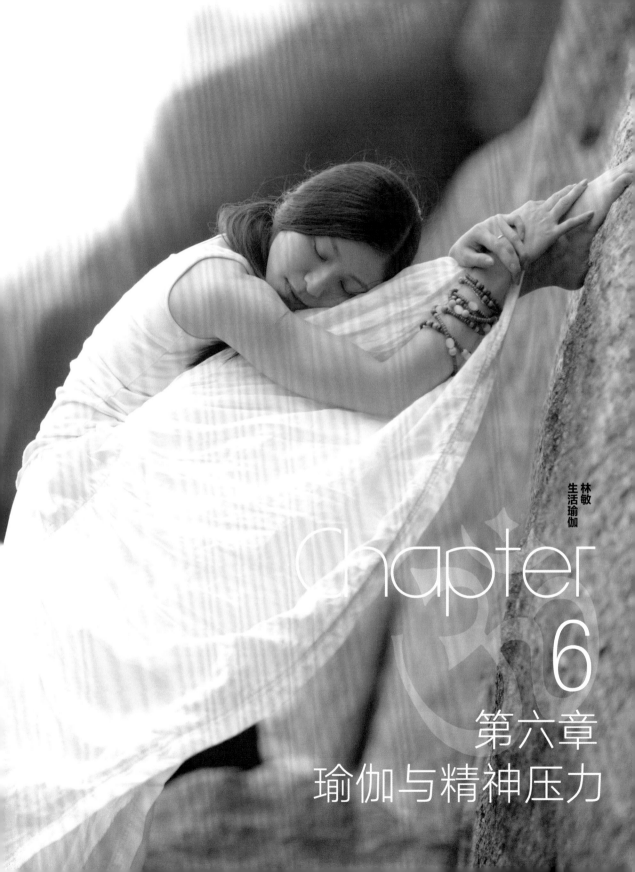

chapter

6

第六章
瑜伽与精神压力

无论在什么样的季节，无论我们做什么样的工作，只要我们融入社会就会有压力。在瑜伽生活里，我们称瑜伽为不脱离社会的"修炼"，它能帮助我们在任何时候都能找到释放压力的出口。在这一章里，我们通过生活来向内探索，让瑜伽帮助我们消除紧张情绪，让生活过得轻松自如。

只要我们活着，我们便能感到来自四面八方、各种各样的压力。

一部分压力来自学习、工作。当我们是学生时，我们的压力是上学、考试、择业；当我们走向社会时，面对的压力是找自己喜欢又满意的工作、是处理各种各样的关系……似乎随着年龄的增长，我们的压力越来越多。压力越大，幸福指数越低，城市越大，幸福的感觉越少，人们把这种来自工作、生活、学习、情感等方面的压力称之为"城市病"。

另外一部分的压力，来自人们身体的感受，因为我们发现我们的身体有越来越多的状况出现，身体和心灵越来越不堪重负。挣的钱越来越多，却越来越不幸福；住的房子越来越大，而心里越来越空虚。

人们四处张望、打听各种方式来解决问题，于是去看心理医生，去找中医大夫看病调理成了时尚。这没有错，人们已经看到了问题，但人们很少去想为什么会这样？人们习惯向外看，希望从外面寻找答案，希望寻求外界的帮助。其实所有的答案只有我们自己真正知道，只有从我们自己的生活里才能找到答案。许多时候，心理医生和养生专家们给我们的建议，其实就是在帮助我们更快、更科学地找到"自救"的方法。

现在，让我们停下来，回过头来看看我们的生活：长年累月、不辞劳苦地工作、打拼，以奋斗的名义不给自己身体喘息的时间；用享受生活的名义在白天睡大觉，晚上睁大眼睛加班或者过夜生活；在冬天开暖气、吃西瓜、享受冰激凌，在夏天开凉风、吃火锅。我们觉得这样的生活才够丰富多彩，却忘了身体真实的感受。

中国的老祖宗们和印度的瑜伽大师们都会说：好好吃饭，好好睡觉，生活就会过得健康、快乐！可现在，有几个人能真正做到每天按时吃饭、按时睡觉？所以接下来我们要思考和关注的问题就是：我们能否回到正轨上来？从按时吃饭和睡觉开始做起，然后利用瑜伽来帮助自己调整生活的脚步，缓解生活中的压力。

　　如果我们想要缓解压力，想要从这种压抑的生活状态中解脱出来，首先要做的是直面压力，认清压力的来源。当我们寻找压力根源的时候，可能很快发现，这需要勇气，因为探讨压力的来源问题其实就是一个自我剖析的过程。

一、压力的来源

永无止境的期待——欲望

　　我们的压力主要来自情感、生活与人际关系，而压力的根源就是无止境的期待。我们期待被人爱，期待被人认可，期待别人帮我们走出困境，期待下一个美好时刻，期待眼前出现一条没有任何荆棘的"光明大道"，我们望眼欲穿，却不知道我们被"期待"蒙住了双眼，却永远看不到我们已得到的，所以我们永远不快乐，所以我们永远觉得压力重重。

　　我们期待，是因为我们忘记了一件最宝贵的东西——"现在"，当我们已经拥有幸福时，我们希望自己更幸福；我们拥有房子时，我们期望更大的房子；我们费尽心思得到我们想要的人和事，却马上就会觉得那不值得珍惜。对于物质世界里的一切，我们永远都不会满足。我们常常把我们的各种欲望加上好听的修饰，让自己觉得这就是人生的"追求"和终极目标。

难缠的人际关系

　　我们的生活、工作都和我们身边的人有着千丝万缕的关系，没有任何人可以高傲地说："不！我不需要任何人的支持、帮助和关心，我可以依靠自己完成所有的工作，没有别人我的生活可以很精彩！"

　　我们觉得人际关系复杂，但其实复杂的是我们每个人的内心。如果想让人际关系变得简单、轻松，只需做一件事情，那就是：用简单的方式想问题。很多时候，那些复杂的人际关系，是我们凭着自己丰富的想象力"打造"出来的。所以，先学会与己为善，搞好和自己的关系，别用坏心情"为难"自己，这样我们才能真正与人为善。

当然，我们都是凡人，都有情绪，都有苦恼和不快。有时我们也会说脏话，也会歇斯底里、伤心流泪和抱怨，我们能做的就是让情绪尽快稳定，也不用把你所有的苦恼统统告诉别人，因为人人都"不容易"。我们更需要自己内在的智慧与力量！我们更需要学会与自己相处，与负面的情绪相处。就如同大师所说的，保持内心像一只羔羊一样安宁就好！

难解的嫉妒与愤怒

如果向瑜伽借智慧，我们可以翻开圣哲Pantanjali的《瑜伽经》，第一章会阐述：瑜伽是控制心的波动。生活中，我们很难控制自己的情绪，内心总是处在不安的状态，嫉妒和愤怒永远都是我们情绪中最大的障碍，也是影响我们生活质量的罪魁祸首。

让我们对自己做一个坦诚的剖析——

我们常常忧心忡忡，很多时候我们会惊奇地发现，这些忧心忡忡的情绪竟然是来自我们内心的嫉妒与愤怒。人们通常会嫉妒别人的好、别人的幸福、别人的快乐。而后，情绪明显低落、压抑，不想再跟让我们有这样感觉的人亲近。而愤怒常常伴随着嫉妒的情绪一起到来，我们甚至迁怒于给我们这种感觉的人。

当我们有这种情绪时，这些让我们觉得"不爽"的人压根儿就不知道。他（她）们依然快乐地过着他们的生活，而我们被自己的嫉妒和愤怒情绪搅得心情一片狼藉，想想看，是不是很不值呢？

当我们看到别人的快乐时，也应该感到安心和快乐，只有这样，我们的内心才能时时保持安宁。如果可以把负面的情绪转化成动力，我们可以通过努力去成为我们羡慕的人。让嫉妒心转化成充满动力的爱心，让愤怒归于平静，我们便能安宁地生活了。

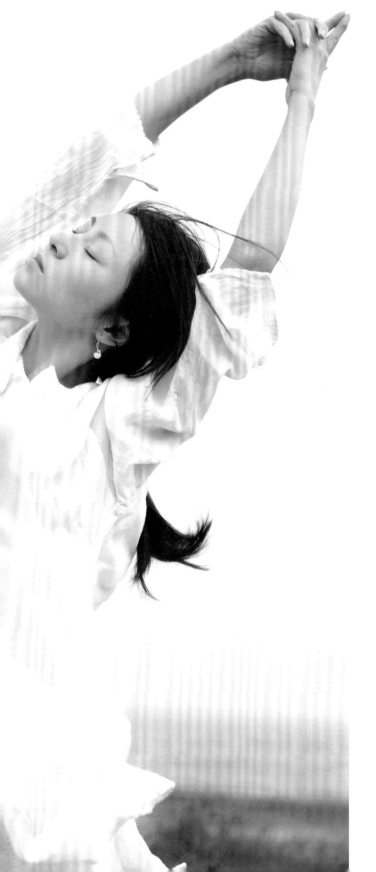

《瑜伽经》里给我们治疗这种情绪的灵丹
妙药就是——
对待快乐的人，我们要有一颗宽容的心；
对待不快乐的人，我们要有一颗怜悯的心；
对于所有的人我们要有一颗友善的心；
对于自己我们需要有一颗自省的心。

二、瑜伽精神减压对策

很多时候，让一件简单的事情变得复杂很容易，而让复杂的事情变简单却很难。许多人在练习瑜伽时不断追求高难动作，而其实，基础的、简单的瑜伽体式就是最有效和实用的。生活也是这样，越简单，越健康。我们常常给自己的心灵之旅带上太多的"行李"，压得我们喘不过气来。我们何不停下来问问自己：究竟活着有多少压力？有多么不幸福？真的过得这么不好吗？我们的身体和精神到底在承受什么？

对策1：知足常乐

你遇见过重大灾难？你失去了生活自理能力？你的眼睛看不见美丽的世界？你不能说话？不能听到大自然美妙的声音？如果不是这样，你已经很幸福了。健康就是财富！知足常乐！这就是圣哲帕坦伽利（Patanjali）在《瑜伽经》中阐释的人生哲理。

人的一生不会一帆风顺，件件事情都如人愿。人人都会遇见困难，"不如意"只是我们生活中的一部分。我们常常会在我们遇见问题或者困难时，选择逃避；我们也常常觉得现在工作有压力，每天都想放弃现在的工作，选择另外的工作或者环境。可我们最终会发现，即使我们真的改变了环境和工作，压力依然存在。所以，改变环境并不是解决压力与不顺的最佳选择，改变自己的心态和思维方式才可能使我们面对的世界发生改变。

如果生活中出现了困难，不用太担心和害怕，我们选择：面对困难！

世界是什么颜色，并非来自你的眼睛，而是你的心灵！

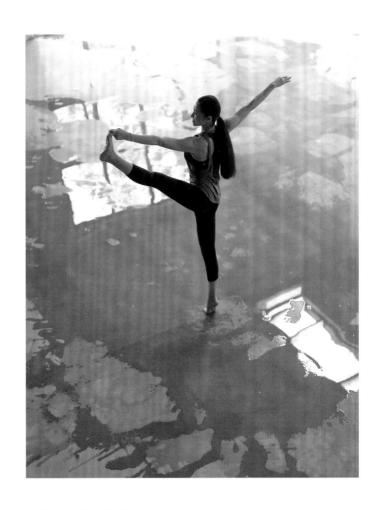

《瑜伽经》里有这样优美
的描述：
请赐给我力量！让我们努
力改变我们可以改变的；
请赐给我勇气！让我们心
情坦然地勇敢面对我们不
可以改变的！

对策2：常常自省

洁净，去除内心障碍。瑜伽中有许多关于洁净法
的习练：洁净我们的身体、呼吸、精神和心理的方
法。看自己、观察自己，常常自省就是其中洁净内
心，消除内心障碍的一种渠道和方法。

在各种消除内心障碍的方法中，除了修炼身体、
专注呼吸之外，多读能让我们内心更加强大和包容的
灵性书籍，如《薄伽梵歌》《瑜伽经》《哈他瑜伽之
光》等经典。我们要学会"学习"，学习变通，让学
习变成习惯，让日常习练、看灵性书籍引导我们的内

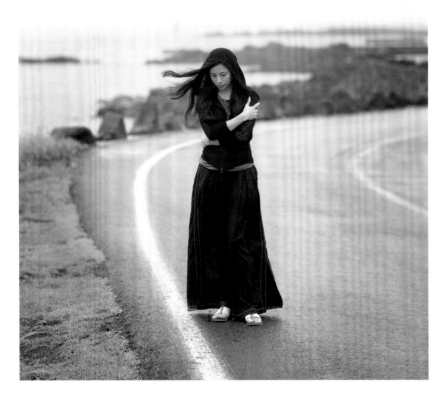

Prana被称为生命之气，或者生命力、生命能量。它存在于整个宇宙当中：空气中、食物中、身体里、植物中……它是一切生命存在的基础。在瑜伽中Pranayama被称之为生命力的控制，因此调息在瑜伽中被认为是控制生命能量的修炼。因此，呼吸是生命，是瑜伽修炼里最重要的连接精神和身体的纽带。

心进入更加安宁的状态，那样，我们才能拥有更强大的自省的勇气与力量。

当然，自省并不是一味地做自我批评，自省是能透过自己的行为、语言和心理看到各种情绪产生的根源；透过自己的各种外在掩盖透析真实的自我。当问题出现时，我们试着换一种思维角度，停止向外指责和抱怨的习惯，学着冷静下来，思考一下，向内，看看自己。

对策3：控制呼吸

我们都知道呼吸的重要，呼吸从来都没有停止过，可是我们很多时候都会忘了呼吸，更不知道怎样正确呼吸。呼吸对于我们的生命和生活来说，不只是氧气与二氧化碳的交换过程，它是生命力的控制，是情绪的控制，是自我的控制。

我们常常会发现，那些病危的人，即使插着氧气管，他们还是无法顺畅、轻松地呼吸。那是因为，在呼吸的同时还有被称之为"生命力"（Prana）的东西存在，如果我们不能保存好我们的生命之气，我们的呼吸质量和生活质量就会受到影响。

当我们坐下来，闭上眼睛开始关注自己的呼吸的时候，会发现自己的呼吸很紧张、没有节奏，或者节奏过快。这时，我们只需把意识停留在呼吸上，告诉自己"慢慢地吐气，然后再慢慢地吸气……"这时我们的身体和呼吸自然都会放松下来。

对策4：调整生活，培养积极心态

停止抱怨

改掉抱怨的习惯，当停止抱怨时，周围的一切都变得随和起来。有时真的就只是停止了抱怨，你就发现世界变得美好起来。生活里，我们可以做这样的实验，仔细观察自己一天的话语中，有多少句是脱口而出的抱怨？看看这些抱怨是否能解决你当下的问题？

顺其自然

遇见问题不要焦虑，尽量试着去忽略令你烦恼的问题，把它看得轻一点，因为全身心地去想着这个问题，本身就是一种使人紧张、焦虑都高度集中的状态。如果这些问题硬闯进你的思想来，没关系，让它来好了，不要强迫赶走它，否则那样只会使你失掉更多的精力，学会顺其自然就是一种面对焦灼状态的技巧。

参与社会活动

更多地、积极地参与社会活动，努力工作，做有意义的事情，为更多的人服务，你的社会行为可以帮助你消除焦虑状态。

亲近大自然

别让自己整天沉迷在一种状态中，试着改变一下生活状况，多和朋友们在一起亲近大自然是一种消除烦恼、培养积极心态、令身心愉悦的好方式。

三、远离抑郁情绪

抑郁根据严重程度分为轻度抑郁和严重抑郁。严重抑郁症状患者情况会非常复杂，必须由医生来制定治疗方案。我们在这里讨论的是人们常常会感受到的轻度抑郁情绪，人们能依靠自己并借助瑜伽在短时间内能调整过来。

当精神、心理出现状况时，可以先从身体开始调整；当身体出现状况时，可以从精神和心理开始调整。因为人的身心互相影响。当你觉得自己有抑郁的情绪出现时，不妨走出来，先让身体瑜伽起来，或者做做户外运动；当身体觉得疲惫、不舒服时，则先让自己心情放松下来。

瑜伽认为，人的身体不平衡身体就会生病，人的心理不平衡，精神就会生病。所以让身心平衡，是防止抑郁的关键。

瑜伽给了我们5个改善情绪的方法。

方法1：提倡简单、规律的生活方式

瑜伽提倡简单、规律的生活方式，劳逸结合。跟着宇宙运行规律生活！好好吃饭、好好睡觉！我们许多人都有熬夜的习惯，这样会造成身体能量的不平衡，引起内分泌系统失调，身体和心理都会产生疲劳感。这也是造成抑郁的主要因素。

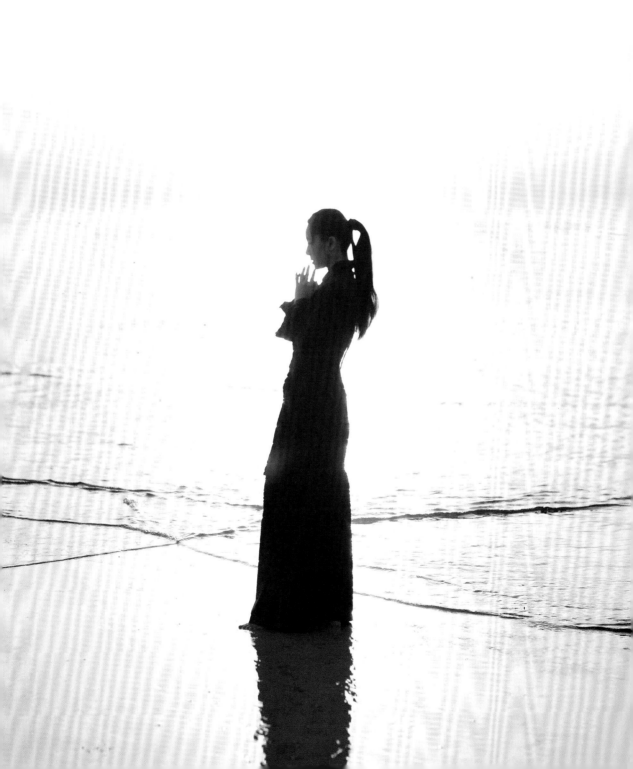

方法2：吃"干净"的食物

瑜伽提倡简单、自然、干净的饮食，干净、健康、绿色的食物使人身心都能保持健康、平和、纯净的状态。这类食物包括谷类、豆类、干果类、新鲜水果和蔬菜。瑜伽练习者禁忌的食物是带给人肥胖、臃肿的体态，并使人产生忧郁、愤怒、贪婪的情绪和各种欲望的食物。这类食物包括：各种肉类、油炸、烧烤食物以及变质、发酵的食物，还有酒精、烟草等。

加了过量调味品的食物容易破坏人的身心平衡，消磨人的意志，并使人兴奋，难以平静，甚至焦躁不安。这类食物包括有刺激性调味品的食物，过分辣、苦、酸、咸的食物。当然，你用不着马上改变所有的饮食习惯，循序渐进地改善就好。

方法3：瑜伽呼吸

改善抑郁心情，从简单的呼吸开始，人只有改变自己不完全而压抑的呼吸和不良姿态，才能更快从抑郁中冲出来。

如果想提升精力，并且不容易被"不快乐"的能量打搅，把注意力放在你的呼吸上；如果想减缓紧张、压力、疲劳、痛苦——还是通过呼吸。

许多人每天带着非常浅短的呼吸生活，如果改变这种呼吸方式，把意识和注意力放在横膈膜呼吸法上，就会慢慢发现它在改善你的生活质量。

方法4：远离抑郁的几个简单体式

抑郁情绪到来时，没有关系，让我们和它安然相处，让身体先动起来，滚动与跳跃的动作可以使身体活跃，缓解抑郁。下面的几个练习或许能帮助你慢慢从压抑的状态中解脱出来。

1. 后弯式

站立，双腿分开与肩同宽，双手放在腰部后侧，吸气时身体后弯，也可采取手臂上抬的体式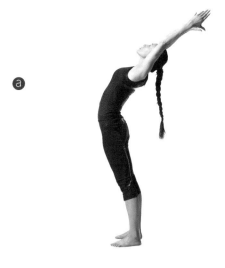。

2. 前弯式

吐气，前弯，双手放在腿部两侧，双腿保持伸直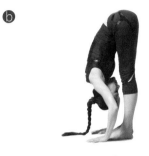。

3. 太阳武士

保持呼吸，右腿后退，膝盖着地，左腿弯曲，吸气，双手相扣向上伸展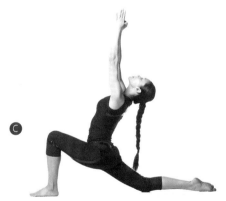；吐气，双手置于身体两侧，并保持脊柱伸展后弯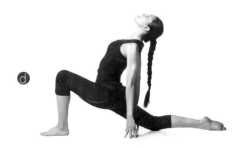。

4. 下犬式

吐气，双腿后退，双腿伸直并与肩同宽，脚跟下压，用手推地。

5. 站立山式

向前走回前弯，保持呼吸慢慢回到双手合十。

重复做左侧体式（即在太阳武士时退左腿）。

这套体式能帮助调整气息，增强精力。可重复6次。

这套动作可以以缓慢的节奏进行，每个动作都可以保持3~5次呼吸，也可以加快节奏，让身体和呼吸活跃起来，直到微微出汗为止。

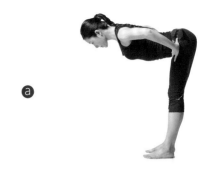

1 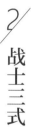 **直角式**

动作做法：站立，两腿分开与髋同宽，双手置于腰部，吸气，伸展脊椎；吐气，身体前弯呈90度ⓐ。也可保持手臂向前伸展，收紧腹部保持呼吸6~8次ⓑ。可重复姿势3~6次。

动作功能：强化腰背机能，使人稳定、安宁。

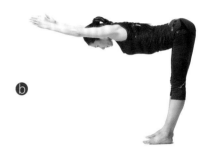

2 **战士三式**

动作做法：山式，双手合十，吸气，双手向上伸展，右脚向后点地ⓐ；吐气，身体向前伸展，腿部向后伸展并保持身体与地面平行，收紧腹部ⓑ。保持呼吸6~8次。换边重复动作。

动作功能：加强身体平衡感，同时强化呼吸与身心稳定感。使人更加专注、自信、稳定。

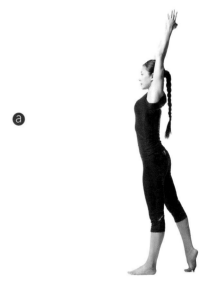

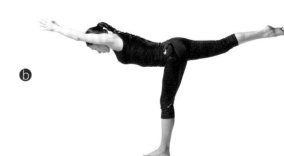

3/ 鹤蝉式

动作做法：下蹲，双手合十，膝盖分开，脚跟抬起；双手置于地面，将大腿内侧置于上臂上方，吸气，双手推地，将肋骨内收，将双腿慢慢抬离地面，保持呼吸6~8次。

动作功能：增强手臂力量，强化身体协调性，使人自信和增强稳定感。

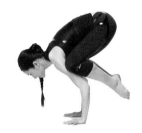

4/ 骆驼式

动作做法：跪立开始，吸气，向上延伸脊椎，吐气，双手抓住脚跟，保持呼吸3~6次；身体后弯，将脚背压地，加强身体的伸展。

动作功能：扩张肺部和心脏，强化呼吸，加强脊椎的柔韧性，增强自信，消除抑郁情绪。美化并提升胸部，刺激乳腺腺体。

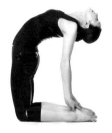

5/ 婴儿式

动作做法：跪立，身体前弯，将双脚脚趾靠拢，膝盖稍分开，前额着地，放松全身。

动作功能：消除肩背紧张感，放松神经，使身心安宁、平静。

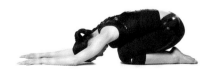

四、专注与控制：简单的冥想技巧

有时人们的困惑是来自不能集中精神，整日觉得心里没有底、不踏实，即使在睡觉时都会有疲劳的感觉，甚至觉得睡眠对于他们来说都是一种沉重的负担。

我曾有过几次很严重的失眠经历，现在回想起来，那些失眠的经历都是在精神极度紧张、压抑的状态下造成：母亲病重、独自在外奔波、忙碌……我没有办法集中精神去做我当下在做的事情。而现在借助瑜伽，我的身体和精神较之我年轻时更加健康、轻松了，失眠的状况也越来越少。除了十几年来每天练习瑜伽，我从不强迫自己和别人比较，从不随波逐流，非常专注地做自己喜欢做的、对人对己都有益的事情。

冥想技巧是一种十分有效的能让我们学会专注与控制的方法。也许有人能教

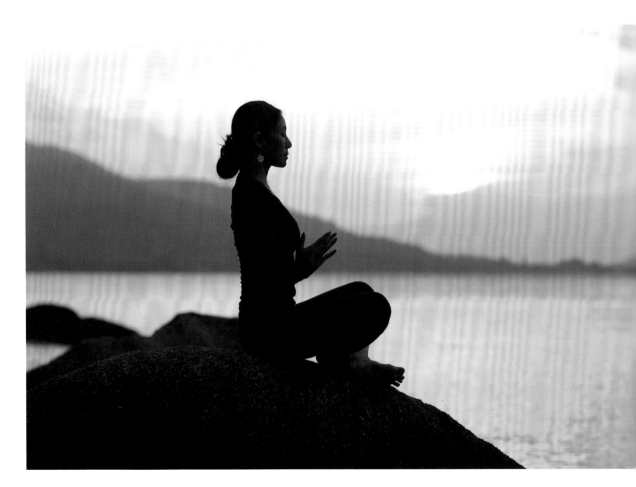

你冥想的技巧，但没有谁能教你进入冥想的状态。就好像有人能告诉你睡眠的最佳姿势，但没有谁能教你进入睡眠的感受。每个人都会有不同的体会，冥想是自然发生的过程，我们需要学习一些技巧来帮助进入那个状态，但我们不能有任何期望。很多人在坚持练习一种冥想技巧一段时间之后，觉得没有达到想象的那种"境界"，于是便选择放弃。其实，冥想就像挖井，只有坚持不懈地慢慢向下深入，才能找到可口、清凉的水。但没有谁能告诉你要花多长时间，要挖多深才能找到水。让我们开始坚持着、慢慢向内探索我们内心深处的那口井吧。

了解冥想

学习冥想前，我们需要正确了解冥想，也更多地了解自己。就如印度大师斯瓦米·拉玛（Swami Rama）说的，"我们是两个世界的公民：外在世界和内在世界。"而对于一个成功的人来说，就是知道如何建立这两个世界之间的桥梁，知道如何获得控制头脑、念头、情绪的力量。这里的"控制"不是阻止的意思，控制是平衡、是平静，冥想就是建立桥梁、获得内在力量最好的工具和渠道，而我们需要掌握的是如何使用和探索这个工具和渠道，循序渐进、慢慢深入探索：从身体开始、进入呼吸、感官，最后进入头脑的"控制"，系统地做到这些步骤，需要我们在每一步都保持高度专注，当然，头脑就像是很难被驯服的猴子，很难稳定，很难被驯服。但即使是这样，我们需要耐心，先从身体安静着手，静坐是很好的方式，就如把晃动的玻璃杯平稳地放在桌面，里面晃动的水也会自然安静下来。

让身体安静下来虽然是训练的第一步，但对于习惯奔波、忙碌生活方式的人们来说，让身体静下来也成了非常难以达到的事情，在我对自己的观察看来，"好动"和"好静"都是一种习惯，现代人的感受是："动"让人有安全感，而"静"却让人心慌，人们错误地认为只有不断地"动"才是自己能力的展现，而其实，只有真正"静"下来的人们才会体验到真正的安全感，因为那样才能建立真正的内在力量，人们只是暂时还没有体会"静"的习惯。

第二步，放松，进入呼吸的探索，当身体安静下来，有意识、有觉知地引导自己放松身体所有部分，如：眼睛、额头、嘴唇、牙齿、下颚、喉咙、左肩、左大臂、左手肘等。非常细致地放松身体的每一个部分，然后进入呼吸的专注。

冥想有什么好处

通过冥想我们能感觉自己的内心变得更加强大和安宁，我们更能自如面对压力和困难。有规律的冥想可以帮助提高人的专注力，使我们更能关爱生活里的一切，当面临选择时我们更能做出清晰的决定。它同时也作用于我们的身体，医学证明，冥想具有很好的降压作用，同时提高人的免疫能力，增强人的生命力。

下面的几种冥想方法简单而十分有效，大家可以选择任何时间来练习，但每天最好能有一个固定的时间，这样可以养成每天冥想的好习惯。

1. 凝视法

这是一种用眼睛来做的冥想练习，也可称之为冥想前的准备练习或者洁净练习。眼睛去的地方也是意识跟从的地方，因此，用这种方法来开始学习冥想技巧，比较容易进入专注的状态。这种技巧能帮助改善眼睛的机能，并通过刺激视神经来刺激大脑。你可以凝视一个简单的目标，如一朵花、一支蜡烛、西沉的太阳，也可以是你喜欢的一个圣人的图像、一幅自然的美景，或者只是一个画在墙上的黑点。

① 找一个舒服的姿势，正坐，放松身心。最好能坐在一个稳定、折叠的毯子上。

② 把你准备好的目标物放在离眼睛大约1米远的地方，与眼睛同高，柔和地看着这个目标物，但注意不能紧张，尽量不眨动眼睛。

③ 看住这个目标的中心位置，你可能会在很短时间内觉得眼睛有酸胀感或者会流眼泪，你只需要轻轻地闭上眼睛，让这个目标物留在你的意识中，通过内视，你能继续观察到目标物。当你试图抓住这个目标物时，它会慢慢从你的脑海中消失，然后再慢慢睁开眼睛继续观察目标物。

④ 如此重复练习3~5次之后，静坐一会儿，放松眼睛，调整呼吸，你也可以由此开始静坐冥想。你也可以由此开始把注意力放在呼吸上，开始静坐冥想。

在做凝视法时，请不要佩戴框架眼镜或隐形眼镜。

2. OM Shanti冥想法

OM被称为宇宙之音，是一切声音的起源，它充斥在整个宇宙，甚至我们身体中的每个细胞当中；当我们真正能安静下来，聆听大自然声音的时候，我们能真切地听到风的声音、雨的声音、海浪的声音、火的声音。而当我们聆听自己的时候，我们听到自己呼吸的声音、心跳、血流的声音，都是OM的声音。Shanti的意思是安宁、平静。心里常常默念OM Shanti就如同我们在内心深处提醒自己要保持安宁、平静的心。你可以把意识集中在呼吸上，在吸气时默念OM，吐气时默念Shanti；缓慢、深长。也可以用自己喜欢的方式唱出来OM—Shanti—Shanti—Shanti（音译为"商悌"）。许多人以三次OM开始练习，以3次Shanti结束练习，三次OM让自我与宇宙能量连接，三次Shanti使人在习练之后保持身心安宁，回到日常生活。

随着不断练习，你慢慢能感觉到一种温暖、安宁的生命力会从心里蔓延开来。而事实上，你在任何时候都可以尝试，不需要特殊的姿势或者场地。

3. 书写冥想法

这是一个面对压力和紧张时，简单而有效的方法。你只需要准备好纸和笔开始你的清心之旅。

请先停止抱怨和思考，把手机放到一个离自己较远，不容易伸手拿到的地方，大部分人对手机的依赖已经到一种下意识的程度，而其实手机不但不能使我们放松，反而会从身体和心理上带给我们无尽的压力与紧张，这个练习非常有效地使人身心回归平静。用笔写下你美好的愿望，你只需要用笔写一个词或者一个短句，如"安宁、感恩、平静"或是"OM Shanti"等。你只是不断地重复书写，集中精神，书写每一个字的同时，在心里重复这个词或者短句。写完后，把笔放下，静坐一会儿，看看内心有什么样的变化，你一定会感觉"好多了"！

4. 步行冥想法

如果你觉得自己没有办法安静下来，不能很稳定地坐着，那就让自己走出家门，在行走的过程中放松自己。

让脚缓慢而稳定，然后让你的呼吸和你的脚步配合：吸气，迈左脚；吐气，迈右脚；或者吸气走两步、吐气走两步。

这样的方式简单，有效，你会很快发现自己能安静地坐下来思考问题了。

以上所有这些技巧都是在睁开眼睛的状况下完成，这些技巧都是帮助你踏入冥想之旅的方法，而真正进入冥想之旅最关键的一步就是进行自我探索，而这个自我探索之旅需要关闭外在的眼睛，张开内在的眼睛，因此，接下来我们要做的简单冥想需要你找一个安静的地方，坐下来，从闭上眼睛开始。

做法：
1.找个安静而不被打扰的地方；
2.坐在一条平铺好的毯子上；
3.选一个舒适的坐姿坐好；
4.保持脊椎正直；
5.闭上眼睛，双手食指和大拇指相扣置于膝盖；
6.保持身体正直，花几分钟有意识地从头到脚、从脚到头放松全身；
7.专注呼吸：细、匀、放松的呼吸；
8.吸气与呼气之间没有间隙。

注意，整个过程中，你的腿以自己最为舒适的姿态放好，可以是简易盘腿、单盘，或者吉祥坐坐好，初学时，请不要使用双盘腿，在臀部下面放上一个稳定的毯子或者坐垫，盘腿时不应该有膝盖疼痛或者不适的感受，双手食指和大拇指相扣，掌心向上或者向下置于膝盖上，也可以将双手轻轻连接置于身体的前侧，保持脊椎伸直放松，才能保证能量在整个身体中自然、舒适的流动，从而，让身心稳定、平和。

我希望所有的人都能养成静坐冥想的习惯，你无需有任何压力，只是从此刻开始，从一分钟开始，闭眼、凝神，专注于呼吸，随着时间的推移，你一定能观察到某种内在的变化，而这种内在的转变会为你的生命注入更鲜活的能量，从而真正地改变你的生命质量，因为，从此你便具备了自省的能力，也将拥有更加强大的内在世界，如此，你才会自在、自由地生活在这个变化无常的外在世界里！祝福你！

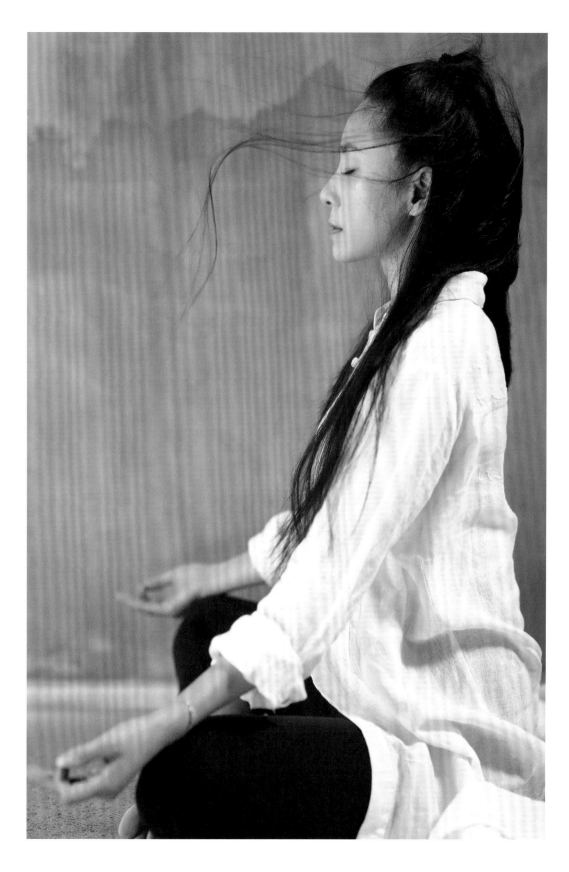

后记

这本书修订工作接近尾声时，删删减减中，我突然意识到，焦虑、紧张、忙碌的人们真正需要的，不也是删删减减吗？只是当我们还没有意识到时，我们恰好在做相反的动作，不断地囤积、收集、积累、维护，物质如此，关系亦如此，我们的焦虑来自我们想囤积和维护的东西，来自我们的恐惧，我们恐惧丢失已经拥有的物质财富，恐惧丢失好不容易维持的各种关系，恐惧孤独，恐惧没有存在感，这一切哪一样不是来自自己以外，而哪一样你正焦虑和恐惧的是跟内在的自己有关呢？

我想说：平静的呼吸可以消除焦虑，平静的呼吸可以消除恐惧、平静的呼吸可以带给人安宁的心，所以，当你什么都不想做、什么都不想想、什么都不想面对时，就坐下来关注自己的呼吸吧，只是闭眼观察，呼吸是你生命中即使你对它漠不关心，它却随时陪伴你的生命之源，是你生命中最大的财富。呼吸，是生命的检测器，能检测你过去、现在和未来的生命质量。

瑜伽世世代代流传，成为全世界的瑰宝，几乎所有伟大的瑜伽大师们都会几十年如一日的静默，观察呼吸，我们每个人都是亿万富翁，只是我们忘记了密码，呼吸就是我们生命的密码，就在那里，我们却视而不见。Swami Veda说："我们每一个人都如夜行的鸟，都在寻找光。而指引我们快乐、健康生活的，是内在之光，是智慧之光。"亲爱的朋友，如果你正深受焦虑的煎熬，尝试着放下一些自己以外的物质和关系吧！删删减减中定能找到平衡和满足！

再一次借助瑜伽经中的教诲与大家共勉：让我们有勇气，接受我们不能改变的；让我们有力量，改变我们可以改变的！

OM SHANTI SHANTI SHANTI！（安宁、平静、快乐！）